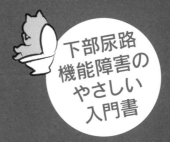

下部尿路
機能障害の
やさしい
入門書

ねころんで
読める

排尿障害

日本大学医学部泌尿器科学系主任教授／
日本大学医学部附属板橋病院長

髙橋 悟 著

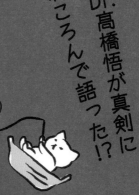

Dr.髙橋悟が真剣に
ねころんで語った!?

MC メディカ出版

序文

　昨年の夏、この本のお話をメディカ出版編集部からいただいた。

　「ねころんで読めるシリーズ」って、結構アバンギャルドなタイトルです。これまでに排尿障害に関する一般書は幾冊か書いたことがありますが、カジュアル感満点ですね。子どものころはねころんで本を読んでいて、お袋によく怒られましたが、個人的にはこういうの結構好きです。

　さて、超高齢社会になった日本では排尿障害は日常的話題です。しかし私が医者になった30年以上前では、大学のクラス会で尿失禁を専門としていると挨拶したところ皆に笑われました。世の中の常識は時の流れとともに大きく変わります。インターネット、電気自動車、コロナ禍。

　本書では医療に携わる皆さまにはぜひ知っておいてほしい排尿障害診療のポイントを網羅したつもりです。どうぞ、ねころんだり、ビールを飲みながら、好きな音楽を聴きながら読んでみてください。とくに大切なポイントは繰り返し提示していますので、きっと頭の片隅に残り、サブリミナルメッセージとして皆さまの診療中にヌ〜ッと頭の中に現れると思います。

　最後に本書の刊行にあたり、取材・構成で協力いただいた松本守永さん、メディカ出版編集部の渡邊亜希子さんにお礼申し上げます。

　本書を亡き父と入所中の母に捧げたいと思います。笑って読んでもらえるかな。

令和3年7月16日
窓辺の雑木盆栽を眺めつつ。

髙橋 悟

Contents

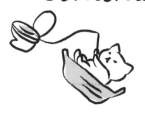

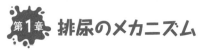
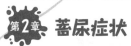

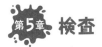

排尿障害ロードマップ

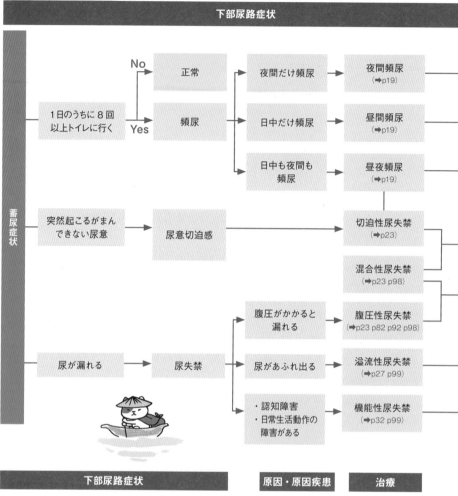

下部尿路症状

蓄尿症状

1日のうちに8回以上トイレに行く
- No → 正常 → 夜間だけ頻尿 → 夜間頻尿（➡p19）
- Yes → 頻尿
  - 日中だけ頻尿 → 昼間頻尿（➡p19）
  - 日中も夜間も頻尿 → 昼夜頻尿（➡p19）

突然起こるがまんできない尿意 → 尿意切迫感 → 切迫性尿失禁（➡p23）

混合性尿失禁（➡p23 p98）

尿が漏れる → 尿失禁
- 腹圧がかかると漏れる → 腹圧性尿失禁（➡p23 p82 p92 p98）
- 尿があふれ出る → 溢流性尿失禁（➡p27 p99）
- ・認知障害 ・日常生活動作の障害がある → 機能性尿失禁（➡p32 p99）

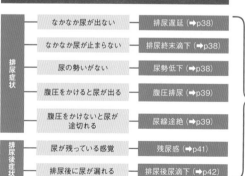

下部尿路症状	原因・原因疾患	治療

排尿症状
- なかなか尿が出ない → 排尿遅延（➡p38）
- なかなか尿が止まらない → 排尿終末滴下（➡p38）
- 尿の勢いがない → 尿勢低下（➡p38）
- 腹圧をかけると尿が出る → 腹圧排尿（➡p39）
- 腹圧をかけないと尿が途切れる → 尿線途絶（➡p39）

排尿後症状
- 尿が残っている感覚 → 残尿感（➡p41）
- 排尿後に尿が漏れる → 排尿後尿滴下（➡p42）

原因・原因疾患
- ・前立腺肥大症（➡p101）※男性
- ・低活動膀胱（➡p29）
- ・尿道狭窄・憩室（➡p61）
- ・薬剤性など

治療
- 行動療法（➡p175）
- 薬物療法（➡p132）
- 手術（➡p148）
- 自己導尿（➡p166）

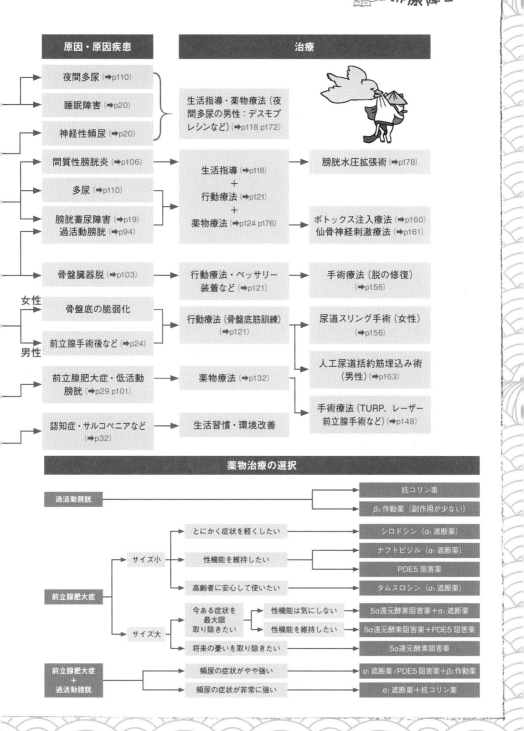

ねころんで読める
排尿障害

原因・原因疾患	治療

夜間多尿（➡p110）

睡眠障害（➡p20）

神経性頻尿（➡p20）

生活指導・薬物療法（夜間多尿の男性：デスモプレシンなど）（➡p118 p172）

間質性膀胱炎（➡p106）

多尿（➡p110）

膀胱蓄尿障害（➡p19）
過活動膀胱（➡p94）

生活指導（➡p118）
＋
行動療法（➡p121）
＋
薬物療法（➡p124 p176）

膀胱水圧拡張術（➡p178）

ボトックス注入療法（➡p160）
仙骨神経刺激療法（➡p161）

骨盤臓器脱（➡p103）

行動療法・ペッサリー装着など（➡p121）

手術療法（脱の修復）（➡p156）

女性

骨盤底の脆弱化

前立腺手術後など（➡p24）

男性

行動療法（骨盤底筋訓練）（➡p121）

尿道スリング手術（女性）（➡p156）

前立腺肥大症・低活動膀胱（➡p29 p101）

薬物療法（➡p132）

人工尿道括約筋埋込み術（男性）（➡p163）

認知症・サルコペニアなど（➡p32）

生活習慣・環境改善

手術療法（TURP、レーザー前立腺手術など）（➡p148）

薬物治療の選択

過活動膀胱 → 抗コリン薬 / β_3 作動薬（副作用が少ない）

前立腺肥大症
- サイズ小
  - とにかく症状を軽くしたい → シロドシン（α_1 遮断薬）
  - 性機能を維持したい → ナフトピジル（α_1 遮断薬）/ PDE5 阻害薬
  - 高齢者に安心して使いたい → タムスロシン（α_1 遮断薬）
- サイズ大
  - 今ある症状を最大限取り除きたい
    - 性機能は気にしない → 5α 還元酵素阻害薬＋α_1 遮断薬
    - 性機能を維持したい → 5α 還元酵素阻害薬＋PDE5 阻害薬
  - 将来の憂いを取り除きたい → 5α 還元酵素阻害薬

前立腺肥大症＋過活動膀胱
- 頻尿の症状がやや強い → α_1 遮断薬 /PDE5 阻害薬＋β_3 作動薬
- 頻尿の症状が非常に強い → α_1 遮断薬＋抗コリン薬

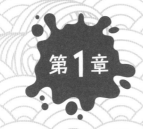

第1章

排尿のメカニズム

男性と女性の下部尿路
～構造を知ると疾患の原因も見えてくる～

「下部尿路」の異常が排尿トラブルの原因

　腎臓から尿道へと尿が出ていく通り道を尿路といいます。尿路は腎臓から尿管までで構成される上部尿路と、膀胱から尿道までで構成される下部尿路に分類されます。

　下部尿路の解剖は、男女で大きく異なります。男性では、尿道の一部を取り囲むように前立腺があります。尿道は陰茎がある分、男性のほうが長く、成人の平均は男性が約17〜18 cm、女性が3〜4 cmです。前立腺の存在は、前立腺肥大症という男性特有の疾患と結びついています。尿道が長いことや特有のS字型のカーブになっていることは、男性に特徴的な排尿症状の原因にもなっているんですよ。逆に、尿失禁が女性に多いことの背景には、尿道の短さもあるんです。

　ここは、解剖図を見ていただくのがわかりやすいでしょう。女性には骨盤内に子宮や腟などの臓器があるため、骨盤内の臓器の解剖も男女による違いが大きいです。これらの臓器は、骨盤底筋という筋肉で支えられています。

膀胱

　おしっこをためる場所である膀胱は、骨盤腔内の一番前、すなわち恥骨の後ろ側にあります。男性の場合、膀胱の後ろ側は直腸と接しています。女性の場合は腟や子宮と接しています。

　膀胱の主体は平滑筋です。この筋肉は排尿筋と呼ばれ、排尿の際に収縮します。一方、尿道が始まる部分である膀胱頸部（内尿道口）の周囲には、

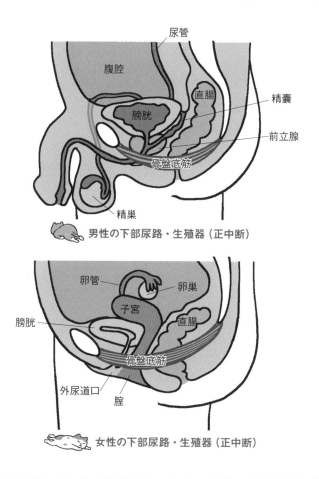

男性の下部尿路・生殖器（正中断）

女性の下部尿路・生殖器（正中断）

尿道を締めたり緩めたりする働きがあります。以前は内尿道括約筋と呼び
ましたが、実際は独立したものではなく、括約筋機能をもつ部位と考えら
れています。また男性の場合、それに続いて前立腺があります。

尿道

　尿道は、膀胱の出口部分にあたる内尿道口から、尿が体外に排出される
場所である外尿道口までつながる管です。直径は 1 cm 以下、前述したと
おり長さは男性で 17〜18 cm、女性で 3〜4 cm です。男性女性とも尿道

が骨盤腔を出る付近に尿道括約筋があります。

　男性の尿道は、尿道全体では膀胱に近い位置にある後部尿道と、膀胱から離れて尿道の開口部に近い位置にある前部尿道に分類することができます。後部尿道は前立腺部尿道（約 3 cm）と膜様部尿道（約 1 cm）からなります。前立腺部尿道は前立腺の中を通っている部分で、尿道の周囲を前立腺が取り囲んでいます。膜様部尿道は恥骨結合の後ろになり、尿道括約筋と骨盤底筋が尿道を囲んでいて、尿道全体のなかでも最も狭くなっています。

　前部尿道は球部尿道と振子部尿道からなり、振子部尿道は血管成分が豊富な尿道海綿体で囲まれています。球部尿道は比較的、管の内径が広いです。振子部尿道は陰茎部尿道とも呼ばれています。

骨盤底筋群

　骨盤のなかには膀胱や尿道、子宮、直腸などの臓器が収められています。それらの臓器を下から支えているのが、骨盤底にある骨盤底筋群です。骨盤底筋群はハンモックで、その上に臓器が乗っているとイメージしてもいいでしょう。加齢や出産などによって骨盤底筋が衰えることは、女性に特有の排尿トラブルの原因にもなっています。

尿をためる・尿を出す
～タンクとホースの関係～

膀胱と尿道の協調運動が、スムーズな蓄尿・排尿のカギ

　通常、私たちが「おしっこをしたい」と感じるのは、膀胱に尿が約 200 mL たまったときです。しかしこのとき、まだまだ膀胱には空きスペースがあります。この後さらにおしっこがたまっていき、400〜500 mL になると強い尿意を感じるようになり、トイレに行くタイミングを考えるようになります。このときも実際にはまだもう少し蓄尿することができ、なおかつ尿道を締めて排尿を我慢することができるので、すぐに漏らしてしまうことはありません。

🐱 蓄尿と排尿
膀胱と尿道の協調運動が蓄尿・排尿をコントロールしている

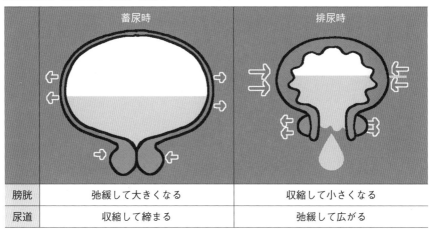

	蓄尿時	排尿時
膀胱	弛緩して大きくなる	収縮して小さくなる
尿道	収縮して締まる	弛緩して広がる

膀胱は、言ってみれば尿をためておくためのタンクです。そして尿道は、膀胱から尿を体外に排出するためのホースです。蓄尿時には膀胱の筋肉が緩むことで、タンクはしなやかに膨らんでいきます。同時に、尿道を取り囲む尿道括約筋は引き締められます。タンクが広がり、ホースが閉じられることで尿をためることができるのです。

　逆に排尿時には、膀胱の筋肉が締まることでタンクを狭め、たまった尿を外へ出そうとします。このとき、尿道の筋肉は緩み、ホースが開放されるので、タンクからスムーズに尿が排出されるのです。

　このように、膀胱と尿道は協調することで蓄尿と排尿を行っています。「おしっこが出過ぎる」「おしっこがうまく出ない」といった排尿トラブルは、協調運動の不具合によって引き起こされていることも多いのです。

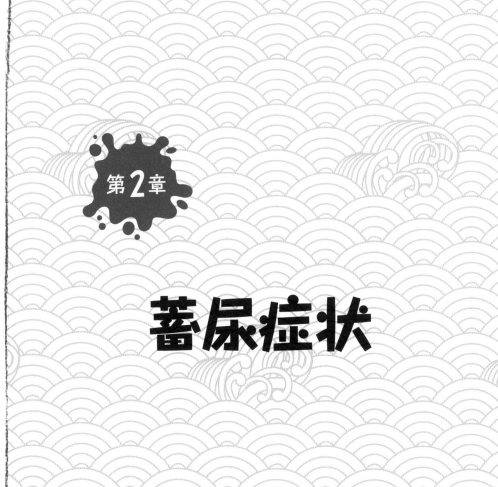

第2章

蓄尿症状

出ないと困る。出すぎても困る。排尿のトラブルって!?

　おしっこが思うように出なかったり、あるいは出すぎてしまったり。一般的に「排尿のトラブル」と言われる症状を、私たち泌尿器の専門家は「下部尿路症状」と呼んでいます。2章と3章では下部尿路症状についてお話ししていきますが、まず知っておいてほしいことは、下部尿路症状は「蓄尿症状」「排尿症状」「排尿後症状」という3つの症状で構成されているということです。この3つはフェーズの違いを表しています。蓄尿症状とは、尿をためているときの症状のこと。排尿症状とは、尿を出すときに現れる症状のこと。そして排尿後症状とは、おしっこをしてしばらく経った時間帯、だいたいおしっこをしてから数分の間ぐらいに現れる症状のことです。これら3つを合わせて下部尿路症状といいます。排尿症状と排尿後症状については3章で説明します。まず2章では、蓄尿症状について説明しましょう。

　蓄尿症状、すなわちおしっこをためているときの症状には、「頻尿」「尿意切迫感」「尿失禁」という3つの代表的な症状があります。さらに尿失禁は、「切迫性尿失禁・腹圧性尿失禁・混合性尿失禁」「溢流性尿失禁」「機能性尿失禁」に分けることができます。ここからは、それぞれの蓄尿症状についてみていきましょう。

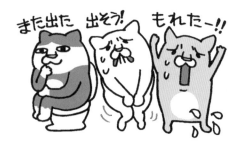

頻尿
〜トイレは1日7回までが通常。8回以上は頻尿!〜

　頻尿というのはトイレの回数が増えた状態です。定義としては、「1日のうちに8回以上おしっこに行く状態」を頻尿といいます。「1日のうちに」となっているのですが、普通はお布団に入って朝までは起きないですよね。ということは、「昼間のおしっこが7回までは頻尿ではない」という言い方もできると思います。「起きているときに8回以上トイレに行ったら頻尿である」ということになります。

頻尿が起こる時間帯を知れば原因を考えることができる

　夜に限っていいますと「夜間頻尿」という言葉があります。夜間頻尿というのは「夜1回でも睡眠の途中にそれを中断して、おしっこをしに行かなければならない状態」です。ただ、実際にお困りになるのは、夜に2〜3回以上起きる場合でしょう。このように頻尿には2つの頻尿があって、いわゆる「昼間頻尿」と「夜間頻尿」があります。

　頻尿には、昼も夜も頻尿の方もいれば、夜だけ頻尿の方もいるし、あとは稀に昼だけ頻尿という方もいます。頻尿の症状を見極めるときには、今言ったような「どういうパターンの頻尿か」をしっかりとみましょう。それが頻尿の原因や治療法を考えるうえでもすごく重要になります。「昼夜頻尿か、夜だけ頻尿か、昼だけ頻尿か」を考えることが大事です。

膀胱が小さくなることで起こる「昼夜頻尿」

　「昼夜頻尿」の多くの場合はやはり、「膀胱蓄尿障害」といって、膀胱が小さくなっています。だいたい年とともに膀胱は小さくなって、1回の排尿量は減ってきます。男性も女性も皆さん加齢とともにそうなります。こ

れを専門的な言葉で「膀胱蓄尿障害」といいます。膀胱に昼夜の区別はつきませんから、こういう方の場合は昼夜頻尿になります。

睡眠障害が原因になることもある「夜間頻尿」

では「夜だけ頻尿」とは何でしょう？　夜だけ頻尿というのは、膀胱以外の問題があるということです。

問題の1つは「夜間多尿」です。夜のおしっこの量が多い状態です。これはまた後でお話ししますが、夜間多尿という状態になっていると、昼間は大丈夫だけれども、夜だけトイレが近くなります。

もう1つの問題は「睡眠障害」です。眠りが浅いと軽い尿意でも目が覚めてしまいます。これも高齢の方に多いです。あとは、睡眠時無呼吸症候群なども夜だけ頻尿を引き起こす典型的な原因です。

稀だが起こり得る「昼間だけの頻尿」は、心因性のことが多い

昼だけ頻尿は、頻度的にはそれほど多くはありません。昼だけ頻尿になるのは、非常にストレスがかかったり、緊張しやすい人です。大事な会議の前などに急にトイレに行きたくなってしまうとか、乗り物に乗っていて「トイレは大丈夫かな」なんて思うと心配で途中下車してしまうとか、そういう人がいますよね。「バス旅行なんか、とてもではないけれども行きたくない」とか。しかしそういう人でも、「夜は全然トイレには起きないですよ」ということがあります。そういう場合はいわゆる「神経性の頻尿」です。「心因性の頻尿」と言ってもいいかもしれませんが、ガイドライン上は「神経性頻尿」となっています。要するに、気になってしまって我慢できないんです。それが昼だけ頻尿です。

昼だけ頻尿になりやすいもう1つのケース

水をすごく飲んでいる方、多飲の方です。多飲の方は昼夜頻尿になることもあるのですが、普通は寝ている間はお水は摂りません。ですから昼間に強い頻尿という方は、多飲を疑う必要があります。先ほど言った膀胱蓄尿障害や、この後お話しする前立腺肥大症、過活動膀胱がないにもかかわ

らず、昼夜頻尿あるいは昼だけ頻尿の方の場合には、多飲を原因として疑います。水分の摂り過ぎによる多尿になっている可能性があるのです。

排尿の回数が増えると QOL は低下する

頻尿の程度ですが、先ほど8回以上とか夜1回以上と言いましたけれども、回数が多くなれば多くなるほど、やはり生活への支障が増えてきます。どのくらい困るかというのを「困窮度」という言い方で表します。排尿の回数が増えれば増えるほど、困窮度は上がってきます。それで生活の質（QOL）への支障も強くなります。

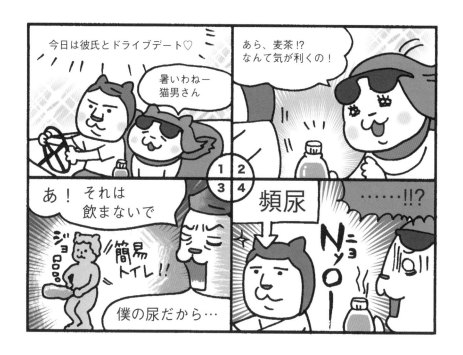

尿意切迫感
〜おしっこしたい！ もう我慢できない！！〜

　尿意切迫感というのは簡単にいうと、「おしっこがしたくなったら我慢ができない状態」です。国際禁制学会という国際的な尿失禁に関する学会があるのですが、その学会で 2002 年に国際的に定義付けがされました。定義では、「急に起こる非常に強い尿意で、我慢することが困難な状態」とされています。定義にもあるように「急に起こる」ので、予測することは困難です。そのため、「我慢していてだんだん強くなる尿意とは異なる、病的な感覚」とも定義されています。ですから定義のなかには、「突然起こって予測困難で、我慢が非常に難しい状態なので、患者さんは恐怖心を持つ」とも書かれています。「fear」という言葉が使われていますが、そういう状態です。だから病的な感覚です。病的かどうかの区別はなかなか難しいのですが、我慢していてだんだん強くなる強い尿意とは異なります。なお、尿意切迫感があってトイレに行こうとしたものの、間に合わず漏らしてしまうことを「切迫性尿失禁」といいます。

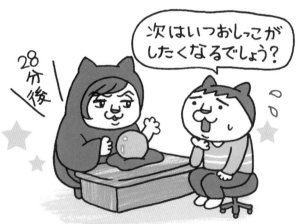

切迫性尿失禁・腹圧性尿失禁・混合性尿失禁

〜お腹に力をきゅっ！ おしっこがちょろちょろ。女性に特徴的な尿失禁〜

切迫性尿失禁を合併しやすい「過活動膀胱」

　前述のように、尿意切迫感があって、かつ頻尿で、時に実際に間に合わないで切迫性尿失禁が起こる、こういう症状のことをまとめて「過活動膀胱」とすると、2002 年に国際的に定義されました。Overactive Bladder（OAB）というのがこれです。過活動膀胱の患者さんの場合、半数以上の方が実際に間に合わないで漏らす、すなわち切迫性尿失禁を合併しているといわれています。とくに女性は前立腺がなくて尿道が短く、閉経後や子どもを産んだ後は骨盤底筋が緩みやすいので、同じ過活動膀胱の患者さんでも、男性よりも切迫性尿失禁の比率が高いです。8〜9 割の女性の過活動膀胱患者さんは、切迫性尿失禁を経験しているといわれています。

くしゃみや咳、重い荷物を持ったら尿漏れする「腹圧性尿失禁」

　腹圧性尿失禁とは、腹圧が掛かったときに漏れてしまう状態です。漏らす量は、普通は少量です。先ほどの尿意切迫感を伴った切迫性尿失禁とは明らかに異なりますよね。腹圧性尿失禁には、尿意切迫感は伴いません。腹圧性尿失禁がよく起こるのは、咳やくしゃみ、あるいは座っていて急に立ち上がったとき、重い荷物を持ってぐっと踏み込んだときなどです。このように、「腹圧が掛かる動作のときに、少量の尿が漏れる状態」を腹圧性尿失禁といいます。

これは明らかに女性に多いです。普通、男性では起こりません。ただ、男性でも起こる可能性があって、それは何かというと、前立腺がんや前立腺肥大症で前立腺を取ったり、前立腺の内側をくり抜く手術をしたりした場合です。こういう手術をした後は、男性でも腹圧性尿失禁になり得ます。あまり上手ではない医師が手術をするとずっと漏れることもありますし、手術直後だけそういう状態が見られることもあります。

腹圧性尿失禁＋切迫性尿失禁＝混合性尿失禁

「混合性尿失禁」とは、先ほど申し上げた「過活動膀胱に伴う切迫性尿失禁」と「腹圧性尿失禁」の両者を混合しているものです。これはまた治療のところでもお話ししますけれども、腹圧性尿失禁が主たる混合性尿失禁と、切迫性尿失禁が主たる混合性尿失禁とがあって、治療法が変わってきます。やはり、メインのほうの尿失禁の治療を優先して行うということになっています。その見極めを行うためにも、混合性尿失禁の方は「自分はどちらでより多く困っているのか」ということを認識し、そのうえで病院に行くとよいでしょう。

尿失禁女性の大半が腹圧性尿失禁

混合性尿失禁も、腹圧性尿失禁と同じく女性に多いです。なぜなら、混合性尿失禁の人は必ず腹圧性尿失禁でもあるからです。腹圧性尿失禁はほとんど女性にしか見られないですから、結果として混合性も女性に多くなるのです。女性の尿失禁患者さんが10人いるとします。そうすると、腹圧性尿失禁が5人、混合性尿失禁が3人、切迫性尿失禁が意外と少なくて2人です。5：3：2です。国内外のいろいろな疫学調査のデータを見ても、だいたいこれで一致します。これを見ると要するに、女性が「尿が漏れる」と言う場合、10人中8人までは腹圧性尿失禁の要素をもっているということになります。混合性の人は腹圧性ももっていることになるので、5＋3で8です。だから過活動膀胱の治療をするときに忘れてはいけないのは、もちろん過活動膀胱もあるのですが、「女性は大半の人が腹圧性尿失禁の

要素をもっている」ということです。ねころんで読んでいても、これだけは忘れないでください。

　このことから、「過活動膀胱の治療をしてだいぶよくなったけれども、でもまだ尿漏れがゼロにはならない」と女性患者さんが言った場合には、腹圧性尿失禁が残っていると考えなければならないということがわかります。だから患者さんご自身でも「自分の尿失禁はどれが主体なのか」ということを気にしてもらうとよいです。いろいろな治療をしているときに、ただ回数が減ったというだけではなくて、「どちらのほうがより治ったのか」「どちらが残っているのか」であったり、「どちらが自分にとって不愉快なのか」などを考えてもらうことが大事です。

前立腺がないことや尿道の短さが、腹圧性尿失禁・混合性尿失禁を女性特有の症状にしている

　腹圧性尿失禁と混合性尿失禁が女性に多い理由は、男女における下部尿路の解剖学的な構造の違いが影響しています。男性は前立腺があります。男性は膀胱の下に前立腺があって、その中をトンネルのように尿道が通っています。この後お話しするように、年とともにたいていの方は前立腺が大きくなります。そうすると尿道が四方八方から圧迫されて排尿症状が出ます。そのため、男性は排尿症状が必ず出てきます。女性は前立腺がありませんから、排尿症状はあまり出ません。『うちの女房にゃ髭がある』という歌が昔ありましたが、いくら強い奥さんでも、普通は前立腺はありません（昭和的ジョーク△）。

男は出にくく、女は漏れやすく

　疫学調査のデータを見ると、年とともに男性も女性もトイレは近くなるのですが、女性はおしっこが漏れやすくなります。男性は出にくくなります。男性も女性も年とともに頻尿になるのですが、男性は出にくくなって、女性は漏れやすくなります。それは解剖学的な構造の違いです。

　女性のほうが尿道が短いことも、女性が漏れやすくなる理由としてあげ

られます。女性は尿道が3〜4 cm しかありません。だからやはりグリップする力が弱いです。あとは先ほど言ったように、出産すると赤ちゃんの頭が腟から出てくるわけなので、骨盤底筋がすごく緩みます。そのために尿道括約筋も緩むと言われています。ゴホンと咳をしたときに、尿道がぐっと反射的に締まっておしっこが漏れないようにするメカニズムがあるのですが、それが破綻して腹圧性尿失禁になります。

ゴホンと言ったら…え？？

　細かい話をすると、骨盤底筋がしっかりしている人は、ゴホンと咳をしたりして腹圧が膀胱に掛かると同時に、尿道にも腹圧の上昇がしっかり伝わります。いわゆるトランスミッションがよいです。咳をしたりすると膀胱内圧が上がります。トランスデューサーを入れて圧をモニタリングすると、正常な方はゴホンと咳をすると、尿道括約筋の尿道を閉鎖させる圧も同じタイミングで上がります。そしてむしろ膀胱の圧上昇よりも括約筋の圧上昇のほうが高いので、それで漏れなくなっているといわれています。正常な方はしっかりそのトランスミッションがあります。

　ところが骨盤底筋が緩むと、膀胱が後ろの腟側に落ち込みます。普通は膀胱と尿道のつくる角度が90°になっているのですが、骨盤底筋が緩むと、その角度が大きくなってフラットになってきます。膀胱と尿道のつくる角度がフラットになると、ゴホンと咳をしたときの圧で、前後でぎゅっと尿道を締める際の、後ろの力が落ちてしまいます。尿道を支える後ろの圧がないので、尿道が開いてしまって漏れると言われています。

　鎖膀胱造影といって、尿道に専用の鎖と膀胱に造影剤を入れて、女性に立ってもらってぐっと息んで腹圧を掛けたところで X 線写真を撮る検査があります。この検査では、いまお話ししたような膀胱と尿道とがつくっている角度が鈍角化し、咳をすると尿道が広がっておしっこが漏れてしまうという写真が撮れます。

溢流性尿失禁
～残尿がたっぷりで溢れ出す、男性に特徴的な尿失禁。排尿症状とセットで考えよう～

　では4番目の「溢流性」です。溢流性尿失禁というのは逆に男性に多い尿失禁です。溢流性というのは溢れて流れるという意味ですが、なぜ溢れるのかというと、要するに出終わらないおしっこがたくさんあるからです。多量の残尿があるんです。出終わらないおしっこがたくさんあるから、それが溢れ出て漏れてくるというのが溢流性尿失禁です。「出が悪いから尿が漏れる」というと、少し奇異な感じがするでしょう。Strange な感じがするでしょう。だから昔は「奇異性尿失禁」という言い方をしました。Paradoxical な、Strange な尿失禁ということで奇異性尿失禁です。出が悪いから漏れるという、少し矛盾するような状態なのです。だから奇異性尿失禁といったのですが、現在では「溢流性」といいます。英語では「Overflow incontinence」という言い方をするので「溢流性」と訳します。

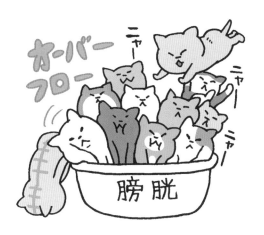

よくあるケース① ～前立腺肥大で膀胱がパンパン。何かの拍子に上澄みがちょろちょろ～

　オーバーフローという言葉が表すように、まさに溢れ出るのが溢流性尿失禁です。ですから排尿障害が必ずあります。溢流性尿失禁の人は高度な、重度な排尿障害があります。一番多い疾患は「前立腺肥大症」です。だから男性に多いわけです。先ほど言ったように、前立腺が肥大して尿道が四方八方から圧迫されておしっこが出にくくなって、すごく残尿が増えてきます。本当に一滴も出ない状態を「尿閉」といいますが、これに近い状態で、例えばトイレに行くといつもおなかが張っていて苦しくて、でもおしっこの出が非常に悪いという状態もあります。こんな人は、1分や2分かけて息んで出して、息んで出して、息んで出してを繰り返して、やっと100 mLほど出せます。ところが残尿を測定してみたら500 mLたまっていることがあります。

おねしょはありますか？

　こういう人がすごくおしっこがたまった状態のときに、急に立ち上がったりすると、腹圧がぐっと掛かり、漏れてしまうのです。あと、夜、横になっているときに、目が覚めるとおねしょをしていたとかいうケースがよくあります。あるいは、夜中にトイレに行こうと思ってよっこらしょと立ち上がったら、おしっこが漏れたという人もいます。ところがこれらの人は、別に切迫感がありません。様子を聞くと、女性の腹圧性尿失禁みたいな感じとも違います。それで下腹部を触ってみたら、膀胱がパンパンに腫れているのです。残尿測定をしてみたら、残尿が400 mLとか500 mLとかある。ひどい人では800 mLや900 mLたまっていたということもあります。こういう人が、何かのきっかけでほんの少しの上澄み部分だけのおしっこが出ているのが、溢流性尿失禁です。本人も自覚しやすい現象としては、寝ているときにおねしょみたいな漏れ方をします。だから僕はよく、「おねしょはありますか」と聞きます。おねしょがあるというときは、溢

流性尿失禁を疑います。多量の残尿があるのに、なぜおしっこをしたくないのか疑問に思う方もあると思いますが、溢流性尿失禁の方は、長期間多量の残尿があるために、尿意が乏しくなっていることが多いのです。

よくあるケース② 〜膀胱が収縮しない「低活動膀胱」〜

　前立腺肥大症以外でも、溢流性尿失禁にはもちろんなる可能性があります。女性でもなる可能性はあるし、前立腺肥大症がない男性でもなる可能性があります。それは何かというと、先天的とかいろいろな理由で膀胱の収縮がすごく悪くなった状態です。最近は「低活動膀胱」という言い方をします。膀胱の収縮自体が悪ければ、前立腺肥大症と同じように多量の残尿が増えますから、そのために同じように溢れ出るような尿失禁が観察されることがあります。

馬の尾っぽが障害を？

　低活動膀胱は、年を取るにつれて増えてきます。その大きな原因の1つが、年を取って腰部脊柱管狭窄症になることです。年を取って、杖を突いて歩いている人をよく見かけますよね。前かがみになって手押し車を押している人もいます。あれは皆、脊柱管狭窄で、長い距離を歩くと足がしびれたり痛くなってしまうからです。これを「間欠性跛行」といいます。手押し車を押しているのは転ばないためだけではなくて、あのように前傾姿勢を取っていると楽だからなのです。前傾姿勢を取っていると比較的歩けるのですが、背筋を伸ばして歩こうとすると足が痛くなって歩けなくなります。それが腰部脊柱管狭窄の典型的な症状です。また、長い距離を歩くと足が痛くて休まないと歩けない、こういうのを間欠性跛行といいます。休まないと痛くて歩けないから、休み休み歩くということです。

　そういう方は必ず「馬尾神経障害」というのを起こしています。細かい話をすると、腰椎の少し下のところから出ている馬尾という大根のひげみたいな神経が、足や骨盤のほうにいっています。膀胱とか尿道にいっている神経は、足にいっている神経よりももっと下です。頭からより離れた仙

骨のほう、尾底骨に近いほうなので、足の症状が出ているような高齢の脊柱管狭窄の方というのは、膀胱とか直腸の機能障害が必ずあります。それで低活動膀胱になり、非常に多くの残尿がたまってしまい、溢流性尿失禁になるのです。

よくあるケース③ ～二分脊椎症の子ども、おねしょが治らない子どもには注意を！～

おねしょがいつまでたっても治らないと思って調べてみたら、生まれつき背骨が閉鎖しない二分脊椎症だったという場合があります。この場合、すごくおしっこの出が悪くて、残尿がたくさんあって、幼稚園児や小学生のうちから溢流性尿失禁になる場合があり、おしっこが出ないため気付かないうちに腎不全になっていたというケースもあります。注意が必要です。

よくあるケース④ ～ひどい糖尿病～

ひどい糖尿病の方も溢流性尿失禁になることがあります。ひどい糖尿病で血糖値のコントロールが悪くて、10年や15年も十分な血糖値管理を行っていない重症の糖尿病患者さんは、最終的に末梢神経障害を伴います。先ほど言ったように末梢ほど悪くなりますので、本当に重症の糖尿病の人というのは膀胱も麻痺しています。糖尿病の人の神経障害は末梢から悪くなるといいますよね。足がしびれるとか、男性だとおちんちんが立たなくなるとか、あとはよく目に来るといいますよね。目もやはり毛細血管で、細い血管から痛んできます。だから網膜が痛み、ペニスが弱くなって、足の先の血行が悪くなります。心臓から遠いところの細い血管からだんだん血流障害が起こってくるのが、糖尿病性のいわゆる末梢神経障害です。従って、尿意も乏しくなっています。

そういう意味では骨盤というのも心臓から遠いですし、重力の関係で下にあるので、やはり血流障害が起こりやすいです。直腸膀胱障害は糖尿病の人でもかなりの頻度で起こります。それで排尿障害が究極に悪くなると、

溢流性尿失禁が出てくるということになります。

よくあるケース⑤ 〜骨盤内の手術の影響〜

　女性でも男性でも、骨盤の中の手術をした人も溢流性尿失禁になることがあります。これは、子宮がんで広汎子宮摘除を行って、骨盤内のリンパ節郭清をしたとか、あるいは直腸がんで直腸を切除して人工肛門になって、骨盤の中のリンパ節郭清をしたとか、そういうケースのことです。子宮がんや直腸がんの手術のときには、膀胱の後ろをガバッと取って、膀胱周りのリンパ腺も郭清します。このとき、膀胱や尿道にいく神経が障害されます。そうすると先ほど言ったような膀胱の収縮が悪くなってしまったり、あとは「低コンプライアンス膀胱」といって膀胱が伸びづらくなります。また尿意も感じなくなります。これが溢流性尿失禁を引き起こします。女性で「知らない間に尿が漏れてしまう」という人で、子宮がんの手術を昔やりましたという人はこれです。そして「夜、おねしょをしてしまいます」という女性がいたら、溢流性尿失禁を疑ったほうがよいです。

 溢流性尿失禁が起こる代表的なケース

- ●前立腺肥大症
- ●低活動膀胱（腰部脊柱管狭窄）で膀胱の収縮が悪くなっている
- ●二分脊椎症の子ども
- ●糖尿病の重症化
- ●骨盤内の手術をしたことがある

機能性尿失禁
～排尿機能には問題がないのに漏らしてしまう!? 高齢者に特徴的な尿失禁～

認知症や ADL の低下が機能性尿失禁を招く

　機能性尿失禁ですが、ここでいう「機能性」というのは何のことでしょう。実はこれは、膀胱の機能を言っているわけではありません。つまり、理論的には膀胱・尿道はとくに問題がないのに、それでも尿が漏れてしまうというのが機能性尿失禁です。では何が機能的に問題なのかというと、いわゆる高次脳機能と運動機能です。

　高齢者で認知症があって、トイレに行っておしっこをしようとか、おしっこはトイレでしなければいけないという認識がまずなくなっている場合は、おむつにしてしまいますよね。あるいは全然関係ないところでしてしまったりとか、勘違いしてしまうとかいろいろありますよね。こういった高次脳機能の低下によってトイレ以外のところで排泄してしまう状態を、機能性尿失禁といいます。代表的なものは認知症です。

意外と難しいトイレ動作

　運動機能の低下も機能性尿失禁を引き起こします。例えば、トイレに行っておしっこをしたいのはやまやまだけれども、自分で立ってトイレに行けない人もいます。トイレで下着を下ろし、便座に座っておしっこをするという一連の動作ができない人もいますよね。脳卒中後の患者さんや、ずっと寝たきりで関節が拘縮してしまったり、サルコペニアの患者さんで、介助がなかったらトイレまで自分で行けない人などがこれにあたります。こういった運動機能、いわゆる ADL が低下しているような方は、残念ながらトイレで排尿できなくて、おむつ排尿になったり、あるいは集尿器な

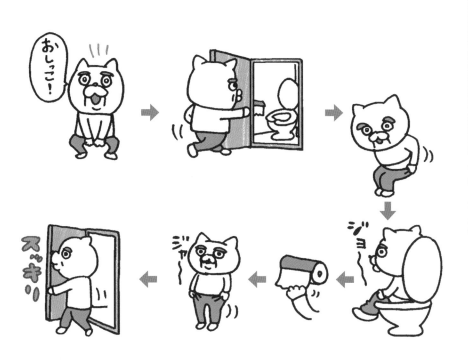

どを使っておしっこをすることになります。おむつの中にやむを得ずおしっこをしているような場合は、機能性尿失禁ということができます。

　ですから、要介護の方や施設に入っている高齢者で最もよく見られる尿失禁といったら、実はこれです。施設にいる寝たきりの患者さんでおむつをしてもらっている方は、ほとんどが機能性尿失禁です。もちろん過活動膀胱による切迫性尿失禁の要素もあるけれども、必ずこの機能性尿失禁も重なっているはずです。むしろ横になっている人は腹圧は掛かりませんから、腹圧性尿失禁というのはあまりないはずです。だからやはり、過活動膀胱による切迫性尿失禁か機能性尿失禁の両者の可能性が高いのです。あとは、お気の毒な話ですが、排尿の管理が悪くて放っておかれて、溢流性尿失禁になっている可能性もあります。

やっと取り組みが始まった「排尿自立指導」
〜本当の努力とは何なのか、患者さんのためとは何なのか〜

管を入れると管理も楽だしそのうえお金も入る！？

　尿道にカテーテルを入れられて、尿の袋をベッドの横に取り付けられている人がいますよね。これは、こうしないと溢流性尿失禁になってしまうからです。理論的には腎臓が悪くなってしまうから、やむを得ずカテーテルを入れているということになります。ただ、あまりよくない施設に行くと、おむつ交換が面倒だから管を入れてしまうというところもときどきあります。おむつ交換を1日に5回も6回もするぐらいなら、管を入れてしまったほうが介護が楽だからです。制度面でも困ったことがあって、カテーテルが入っているほうが重症な患者さんという扱いになって、診療報酬が上がるのです。だからそれが目的でカテーテルを入れている施設も実はあります。幸い、2018年に「排せつ支援加算」が新設され、これらが改善することが期待されています。

排尿は自立させなければならない

　ただ、最近は尿道のカテーテルを抜いて、自分でトイレに行って排尿できるようにするとか、おむつにするとかで排尿を自立させる「排尿自立」という概念がやっと出てきました。そして、そういう努力をした病院の診療報酬を上げるというのが、ようやく4年ぐらい前から始まっています。今までは管を入れてしまったほうが儲かっていたので、入れる必要のない人にまで入れてしまっていました。儲かるうえに、おむつ交換をする必要がなくて楽だからです。今でも残念ながらそういう病院はあるのですが、基本的には排尿は自立させるべきなのです。前述の「排せつ支援加算」は、

これの介護保険版です。

このように、施設でおむつをずっとつけている、トイレには自分で行けないという人は機能性尿失禁です。実は一番多いかもしれないし、一番困る、一番治しづらい尿失禁が機能性尿失禁だと言えます。だからこれは治療するというよりは、いかにうまくケアするか、管理するかが大事です。そこで最近になって、リハビリテーションの一環のような感じで、排尿自立を支援するようになってきたのです。

行きたい、出ない、行きたい、出ない…無限ループは大変です

善良な先生たちや看護師さんたちの苦労を想像してみてください。一生懸命苦労してトイレに連れて行って、でも空振り。しばらく経ったらまたおしっこがしたいと言うからトイレまで連れていくけれども、座らせるとやっぱりおしっこは出ない。それでまたベッドに連れて帰って、横になった途端、「やっぱりしたい」なんて言うわけです。これは、決して患者さんが悪いわけではありません。でも、スタッフは疲れ果ててしまいますよね。そうするともう、「この人はおむつでいいよ」とか「管を入れてしまえ」ということになるわけです。そうしないと夜に頻繁にナースコールで呼び出され、なおかつ空振りになる。現場はそうやって苦労しているから、おむつやカテーテルに頼る気持ちもわからなくはありません。しかも、これまではそうすれば診療報酬までつくんですからね。易きに流れてしまいます。

排尿を自立させて家に帰してあげましょう

でもやっぱり、本当に患者さんや家族のことを考えるなら排尿は自立させるべきなんです。排尿が自立すると、家に帰りやすくなります。最近はできるだけ在宅医療を活用して、患者さんを家に帰そうという流れになっていますよね。この背景には、病院ではなくて家で過ごしたほうが患者さんはハッピーだという考え方もありますし、国としては医療費を抑えたいという事情もあります。でも、家に帰るための大きなネックになっているのが排尿なんです。排尿が自立していないと本人はもちろんのこと、家族も負担が大きすぎて連れて帰ることができません。そのことを国も認識し、排尿を自立させよう、そのためには診療報酬もつけようとなったわけです。

第3章

排尿症状・
排尿後症状

排尿症状
〜おしっこが出にくい！〜

　排尿症状というのは簡単にいうと、尿の出の悪さです。尿が出にくいという症状です。これにはいくつかのパターンがありますので、1つずつみていきましょう。

排尿遅延 〜なかなか出ない。なかなか終わらない〜

　尿の出始めに時間がかかる症状を「排尿遅延」といいます。要は、尿がなかなか出ないことです。また、排尿時間自体が長くなる、すなわちなかなかおしっこが終わらないことも排尿遅延に含みます。

排尿終末滴下 〜切れが悪い〜

　尿の最後の切れが悪いことを「排尿終末滴下」といいます。排尿終末に尿がタラン、タラン、タランとなる、要するに切れが悪いというやつです。なかなか便器から離れられないのがこれですね。急いでいるときは駅のトイレなどでおじいさんの後ろには並ばないほうがいいというのがこれです。若者の後ろのほうが早く済みます。

尿勢低下 〜勢いがない〜

　排尿時間が延びるということは、一定のおしっこの量だったら、おしっこのスピードが落ちているということですよね。そういうのを「尿勢低下」といいます。尿の勢いが低下するのです。おしっこについては、最大尿流率といったおしっこのスピードを測る検査があります。尿勢低下の人でこの検査をすると、最高速度も平均速度も落ちています。

　尿勢低下では、おしっこが放物線を描かなくなります。失速状態です。

この状態を「尿の線が細い」あるいは「尿線細小」と言ったりもします。

腹圧排尿 ～息まないと出ない～

　本当にひどい排尿症状だと、息まないと出ないです。腹圧を掛けると出るけれども、腹圧を掛けないと出ない。要するに、膀胱の自発的な収縮だけでは排尿できないのです。これを腹圧排尿といいます。どうしてこうなっているかというと、前立腺が非常に大きくて閉塞が強くて出せないか、あるいは先ほど言った低活動膀胱で膀胱の収縮が悪いために、おしっこを押し出す力が弱いかのいずれかが原因です。こうなると、膀胱の自発的な収縮だけだったら、おしっこは出せません。普通はおしっこをし始めると、あーと言いながら窓の外を見て、カラスが飛んでいるのを見ていてもおしっこは出ますよね。女性はそういうことはしないでしょうが…。ところが腹圧排尿では、うっ、うっと息まないとおしっこが出ないのです。息んで出して、息んで出して、息んで出してという感じです。

息むのをやめると尿が途切れる

　腹圧排尿の裏返しで、息んでいないと尿が途切れることから「尿線途絶」という言葉もあります。息んで出しているときが腹圧排尿、息むことをやめておしっこがでなくなったときが尿線途絶です。ずっと息んでいるわけにいかないでしょ。うーっと息んで少し休みますよね。そうやって休んだときが尿線途絶。また息んで出すと腹圧排尿。この2つはセットです。

排尿症状はセットで現われやすい

　排尿症状は、どれか1つだけ現れるということはあまりありません。複数が同時に現れます。例えば尿勢低下が現れておしっこに勢いがなくなると、同じ量を出すのにも時間が多くかかります。すなわち排尿遅延です。しかも重症になると、それぞれの症状も顕著になってくる。例えば排尿遅延でいうなら、正常であればどんなにおしっこがたまっていても30秒以内に排尿は終わります。ところが、排尿障害になると1分以上かかることがあります。こういった人の場合、前述した排尿症状の多くを自覚してい

るはずです。なかなかおしっこが出ない、息まないと出ない、勢いがなくて足元を汚してしまう、なかなか終わらないといった自覚症状です。

排尿症状の原因 No.1 は前立腺肥大症

　排尿症状の原因として一番多いのは、やはり前立腺肥大症です。それ以外には、膀胱の収縮が悪くなるような病気でも起こり得ます。溢流性尿失禁のところで言ったような病気、つまり脊柱管狭窄でもなるし、糖尿病でもなるし、あるいは骨盤の中のがんの手術を受けた場合もなるし、あとは生まれつきの二分脊椎症のお子さんでもなる。これらが排尿症状の原因です。

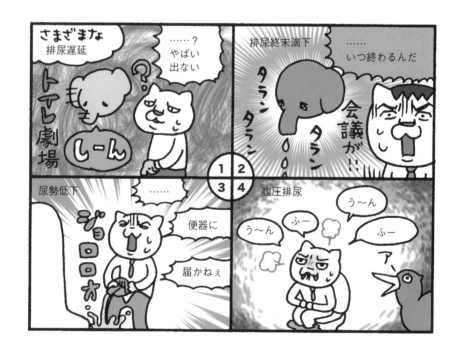

排尿後症状
〜おしっこが終わった後に問題が！〜

　排尿後症状は排尿症状と対を成す言葉で、排尿の後の症状という意味です。排尿が終わり、男性だったらチャックを閉めました、女性だったら下着をはきましたという状態で、その後にまだ出終わらない感じで「残尿感」がある。これが排尿後症状の１つです。それから、「排尿後尿滴下」というものもあります。この２つが排尿後症状です。

残尿感〜まだ尿が残っている気がする（本当は残っていないこともあるけれど！）〜

　残尿感というのは言葉のとおりで、「まだ尿が残っている感じがする」ことです。これは実際に残尿がある場合も当然ありますし、実は残尿はないけれども、残尿感だけあるという方もいます。

　このように、実際に残っているか残っていないかには関係なく、「残っている感覚がある」ことを残尿感といっています。膀胱の中に実際に残った「残尿」とは区別しているのです。排尿した直後に腹部のエコーで膀胱を描出すれば、実際の残尿量は測れます。だから残尿感があるとおっしゃっても、エコーで残尿を測ってみると実はゼロという方もいます。それは残尿感を起こす別の原因があるからです。間質性膀胱炎や慢性前立腺炎、あるいは稀にほかの病気、例えば尿道憩室や膀胱炎になっていると残尿感が出ます。男性で前立腺肥大症があって前立腺自体が大きくなると、やはり残尿感が少し出ると言われています。膀胱の下を大きくなった前立腺が突き上げて圧迫するので、あたかもまだ尿が残っているような感じがしてしまうのです。だから残尿はなくても残尿感があるというのは、ほかのいろいろな原因が潜んでいる可能性があります。

排尿後尿滴下～男のちょい漏れ～

　排尿後尿滴下は、男性に多いです。女性でもしも排尿後尿滴下があったら、尿道憩室という病気を疑ったほうがよいと思います。しかしたいていの場合は、排尿後尿滴下というのは男性の症状です。

　排尿後尿滴下は、いわゆる「男のちょい漏れ」というやつですね。男のちょい漏れというのは、実は正確には尿失禁ではありません。前立腺がんや前立腺肥大症の手術をした直後に、腹圧性尿失禁が出ることはあるのですが、過活動膀胱による尿意切迫感でジャーッと出てしまうというのは別として、女性の腹圧性尿失禁に相当するようなちょっと漏れることは男にはあまりないはずです。では男のちょい漏れというのは何なのかというと、排尿後尿滴下です。

　男の尿道というのは 17～18 cm あって、女性に比べて長いです。体の奥に入っている場所で前立腺部尿道と膜様部尿道、さらに球部尿道と振子部尿道（ペニスの部分）というのがあるのですが、これら全部合わせて 17～18 cm あります。この尿道のある部分におしっこが出終わらないで残っていると、それが排尿した後にチョロチョロッと出てきます。それを排尿後尿滴下と言います。

振れば出てくる！?

　膀胱があって、すぐ下に前立腺がありますよね。そして尿道が中を通っていますけれども、このすぐ下に尿道括約筋という筋肉があります。お尻をギューッと締めたり、男性だとわかると思いますが、最後におしっこを絞り出すときにお尻をキュッキュッとやると、残りが出てきますよね。そして男性はよく振りますよね。それで普通はチャックを上げます。その後にありゃーという感じで出てくるのが「排尿後尿滴下」です。じわーっと出てきて、あらららと、ズボンに染みができるぐらい出てしまうことがあります。これでだいたい 8～10 mL ぐらいは漏れると言います。ではこの 8 mL とか 10 mL というのはどこにあるのかということになるわけです。

あれほどしっかりおしっこを出したはずなのに。よく振ったはずなのに。それはどこにあるかというと「球部尿道」という場所にあります。

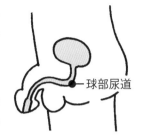

球部尿道

男のちょい漏れと尿失禁は違う

球部尿道というのは先ほど言った括約筋の下の部分、場所でいうとちょうど陰嚢の後ろ辺りです。肛門と陰嚢の間辺りの体の中にある部分、ここでちょうどS字クランクみたいに尿道が曲がっています。そこが球部尿道で、尿はその後ペニスにいくわけです。ちょうど肛門と陰嚢の間辺りで、男性だと触ってみるとわかると思うのですが、そこにペニスの根本みたいなしっかりとしたものがあります。そこは意外と広く、蛇行して流れている川のカーブの部分を想像してみてください。このカーブの部分は広くて水がよどみますよね。そこに少し尿が残った状態で、括約筋よりも末梢にあるからダラーッと出てくるのです。だからあれは尿失禁ではないのです。

尿失禁というのは括約筋よりも上の部分の尿が出てきてしまうことをいいます。排尿後尿滴下は括約筋よりも末梢にたまっていた尿が後から出てくるということなので、正確には尿失禁とは言いません。だから「ちょい漏れ」という言い方をします。「漏れ」という言葉はこのように、尿失禁に加えて排尿後尿滴下も含んだ言葉としても使われるのです。

ちょい漏れは成長の証し！

では、なぜ男性に排尿後尿滴下が多いのでしょうか。小学生のときはちょい漏れなんてしませんでした。しかし年を取ってくると出てきます。これは、砂遊びで急勾配のところにバケツで水を流したらすっと流れ出すけれども、平地で蛇行したところに水を流すと、水が流れないでカーブのところにたまるのと同じようなものです。すなわち、前立腺肥大症でおしっこのスピード自体が落ちると、出終わらないで途中で残ってしまうのです。これが後でじわーっと出てくるのです。

あとはおちんちんの向きにもよります。非常にきついジーンズだとか、

ぴちっとしたパンツなどをはいていると、やはり球部尿道に尿がトラップされやすくなるので、排尿後尿滴下が起こりやすくなります。ゆったりとした下着をはいたり、十分に下まで下がるファスナーなどは役に立ちます。困っている男性はよくわかっていて、ズボンを脱いだような形で排尿している人がいますよね。これも、球部尿道に尿がトラップされるのを防ぐためです。最近は腰パンのお兄ちゃんが、ズボンを半分下ろしておしっこしているのを見かけます。あれはぴちっとした非常にきついパンツをはいているから、しっかりズボン全体を下ろさないと残ってしまうのだと思います。あとは「ミルキング」といいますけれども、球部尿道に残ったおしっこを指でしごいて残りを出して、ティッシュで受け止めてあげると、下着やズボンを汚すことも少なくなります。

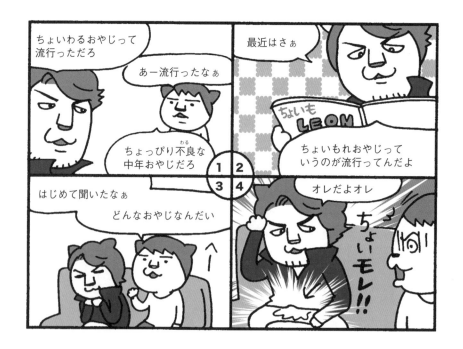

排尿トラブルと性機能障害

排尿トラブルと性機能障害は往々にして合併します。これは男女ともにです。

原因はどちらも血流障害

まず男性から考えてみましょう。男性の性機能障害には、「性欲の低下」「ED（勃起障害）」「射精障害」という 3 つの障害があります。このうち、ED は排尿トラブルとリンクすることが多いです。というのも、どちらも原因が血流障害だからです。前述したように、骨盤内の血流が悪くなることで膀胱や尿道の機能障害が生じてきます。かたや ED も、まさに血流障害ですよね。陰茎海綿体に血液が十分充満しないのが ED です。このように、原因が共通していることから、排尿トラブルと勃起障害は合併しやすいと言われています。

射精障害は、必ずしも排尿トラブルを抱える人に起こりやすいというわけではありません。ただ、治療については関連性があります。排尿トラブルの治療に用いられる α_1 遮断薬が射精障害を引き起こすことが多いからです。

前立腺肥大症の治療薬、α_1 遮断薬

α_1 遮断薬は、前立腺肥大症の治療薬です。前立腺肥大症の人は尿道が狭くなっておしっこが出にくくなります。そこで、α_1 遮断薬を使って前立腺による尿道の圧迫をなるべく減らして、尿道を広げて排尿をスムーズにします。一方で射精という現象は、前立腺が収縮して、精嚢にたまった精液と前立腺が作っている前立腺液が混ざったものを尿道に押し出し、ペニスから出すことで起こる現象です。要するに、精嚢と前立腺が収縮しないことには射精が起こらないのです。もうおわかりですね。α_1 遮断薬は前立腺の収縮を抑えることで尿道をリラックスさせ、排尿をスムーズにします。しかし前立腺が収縮しないことには精液を押し出すことはできない。よって、前立腺肥大症が射精障害を引き起こすのです。

しかし、近年ではこれとは逆のことも起こるようになってきました。新しい前立腺肥大症の治療薬である PDE5 阻害薬の登場が状況を変えたのです。

ED 治療薬が救世主に

　PDE5 阻害薬は、もとは ED 治療薬です。有名なバイアグラが PDE5 阻害薬です。PDE 阻害薬にはバイアグラ以外にもいくつか種類があって、そのなかの 1 つにタダラフィルという薬があります。これを前立腺肥大の人に投与したところ、排尿の症状がよくなりました。タダラフィルは PDE5 阻害薬ですので、平滑筋を弛緩させます。この働きが、α_1 遮断薬と同じように前立腺を弛緩させ、尿道を広げます。その結果、排尿がスムーズになります。ここまでは α_1 遮断薬と同じなのですが、PDE5 阻害薬はもともとが勃起障害の薬ですから、むしろおちんちんが元気になります。また、射精障害は起こりません。現在のガイドラインでは、前立腺肥大症に対しては「α_1 遮断薬か PDE5 阻害薬を使いましょう」となっています。2 つから選択できるわけですから、性生活があるような 50 代、60 代ぐらいの男性だったら、α_1 遮断薬よりも PDE5 阻害薬のほうが、性機能もよくなるわけですからよいのです。実際にそういう比較的若い中年の男性は、こちらのお薬のほうを喜びます。

排尿トラブルが改善すると性機能も改善する

　女性は、排尿トラブルと性機能障害が明らかにリンクします。まず、トイレが近くなると女性はセックスを回避するようになります。腹圧性尿失禁の女性もセックスを回避したがる傾向があります。腹圧性尿失禁の人に関しては、セックスのときの快感度が落ちるとも言われています。やはり、おしっこが気になるとセックスに集中できないようです。これは逆に、尿漏れを改善してあげ

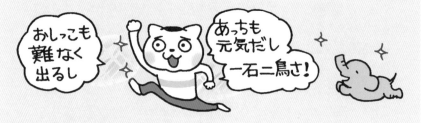

るとセックスもよくなるという意味でもあります。過活動膀胱や腹圧性尿失禁の治療をすると、一般的には女性の性機能は改善します。

男性、女性、それぞれの更年期

　排尿トラブルは、年齢とともに症状が現れやすくなります。ここには、更年期に伴うホルモンバランスの変化も関係しています。女性は閉経の頃にエストロゲンの分泌量が減り、それに伴ってさまざまな症状が出ます。セックスをするときに痛いとか濡れにくいといった性機能障害も出ますし、過活動膀胱や腹圧性尿失禁も起こります。最近は、「男性更年期」という言葉も使われるようになってきました。女性ほど顕著ではないにしても、意欲の低下などの症状が現れます。性欲の低下という性機能障害も男性更年期の症状の１つです。ここでもホルモンバランスが関係しています。男性が更年期になって男性ホルモンが減ると、相対的に女性ホルモンが増えます。これが前立腺肥大症を引き起こすと考えられているのです。

　このように、排尿トラブルと性機能障害は原因が共通していることがあります。そのため、いずれか一方を治療すると他方も改善するということがよく起こります。非常に近い場所に位置する器官だけに、トラブルや治療の関係性も深いといえるでしょう。

第4章

診察

問診
～排尿トラブル特有のポイントを押さえよう～

問診ではまず、いわゆる内科の初診の患者さんをみるときの内容をしっかりと押さえておきます。そのうえで、以下で紹介するような排尿のトラブルに関係する、とくに重要なところを確認するとよいでしょう。初診の方の場合には、問診票を書いてもらいますよね。それを見ながら、下記のポイントに注意して問診を行うとよいでしょう。

症状 ～「いつから」「どのように」に加えて、患者さんのバックグラウンドも確認～

問診では基本的に、「どういう排尿のトラブルでお困りなのか」を聞きます。その際のポイントは、「いつから、どういう症状があるのか」「どの程度の症状があるのか」であったり、「その症状は、時間とともにどう変化したのか。だんだん悪くなってきたのか」などを聞くことです。ほかには、「その症状でどのくらい困っているか」「日常生活で具体的にどういう不自由があるのか」といった「困窮度」を聞くこともポイントです。

問診の際には、「どういうお仕事をしているのか」とか、「どういう生活様式なのか」ということも併せて聞いておくとよいでしょう。そうすることで、どんなところで QOL に影響が出ているかがわかります。これは患者さんのバックグラウンドを聞くという意味ですね。すなわち、生活歴や生活様式、職業、高齢者の場合だと手足の不自由さの有無などのことです。

あとは、排尿に関する具体的な症状についてたずねます。「膀胱炎のような症状はないか」「膀胱炎になりやすくないか」「目で見てわかる、赤いおしっこ（肉眼的血尿）がないか」といったような具体的な質問ですね。

病歴聴取 ～服用している薬も確認を～

既往歴や合併症も確認する必要があります。ポイントとなるのは、排尿

に関係する代表的な既往歴の有無を確認することです。例えば、脳血管障害やパーキンソン病、多発性硬化症などの神経疾患は排尿に関係してきます。神経疾患は、中枢性の病気以外にも、整形外科的な脊椎の病気などで引き起こされることもあります。となると、そういった疾患の有無も確認しておくことが大切です。

　神経障害については、患者さんご本人は疾患を自覚していなくても、潜在的な馬尾神経障害などを患っているケースがあります。これは先ほどお話しした、整形外科的な脊椎の病気が原因です。このような場合、「神経の病気はありますか」とたずねても「ありません」と答えられることが多いです。そこで、具体的に「脊柱管狭窄症や頸椎症などはありませんか」というふうに聞いてみることが必要です。

　子宮や直腸のがんなどで、骨盤の中の手術をした既往があるかどうかも確認します。女性の場合だと、骨盤臓器脱といって、腟から物が下がって出てくる感じがあるかどうかもたずねておきます。

　内科的な病気の有無も確認します。代表例は糖尿病です。これは、服用している薬剤を知るためです。薬剤性の排尿症状や蓄尿症状といって、薬が排尿に影響を与えるケースがあります。それを確認するために、内科的な病気について聞きます。

 問診で確認すべき主な事項

排尿トラブルについて	
● いつから困っているのか？	● どのような症状で困っているのか？
● どの程度の症状なのか？	● 時間とともに症状は変化しているか？
● どのぐらい困っているか？	● 日常生活にどのような不具合があるか？

患者さんのバックグラウンドについて
● 職業　● 生活様式・生活歴　● 手足の不自由さの有無

排尿に関する具体的な症状
● 膀胱炎の有無　● 肉眼的血尿の有無

病歴
● 神経疾患（脳血管障害、パーキンソン病、多発性硬化症、馬尾神経障害） ● 骨盤の中の手術（子宮、直腸）、骨盤臓器脱　● 内科的な病気（糖尿病）

症状・QOL 質問票
〜専門医の着目点が凝縮！〜

　症状や QOL への影響具合を聞き取り、評価するためにさまざまな質問票が用いられています。病院やドクターが独自のものを作って使っていることもありますが、できれば、国際的に評価されて、バリデーションが済んでいるものを使ったほうがよいと思います。バリデーションというのは、きちんと試験をして正当性や妥当性などを論文で報告することです。要は、バリデーションされているということは、信頼性が高いということです。

　バリデーションされた質問票にもいくつかの種類があります。男女によって使い分けたり、評価したい内容によって使い分けたりしています。それぞれの質問票は、いくつかの質問で構成されています。初診時にはすべての質問を行いますが、それ以降は、知りたい内容だけを質問するといった使い方もしています。以下に代表的な質問票を紹介しますが、すべてを把握していただく必要はありません。「こういった質問票があるんだ」「専門医はこんなところに着目しているんだ」ということを知ってもらえれば十分です。

主要下部尿路症状スコア（CLSS）

　男性と女性の両方の診療ガイドラインに掲載されていて、質問すべき事項の網羅性という点で最も参考になるのが、「主要下部尿路症状スコア（core lower urinary tract symptom score：CLSS）」です。

　CLSS は、排尿に関する 10 の質問と、それに付随する 3 つの質問という合計 13 の質問からなっています。非常によくできた質問票だと思います。日本発の質問票で海外でも使われていて、CLSS を用いた論文も発表されています。もちろん、実際の現場で必ず CLSS を使わないといけないかというと、そういうわけではありません。「こういうことを聞けばいいんだ」という参考にしてもらえればいいです。

過活動膀胱症状質問票（OABSS）

　一番普及しているという点では、「過活動膀胱症状質問票（overactive bladder symptom score：OABSS）」が挙げられます。OABSS は過活動膀胱の症状を 4 つたずねるという、比較的シンプルなものです。日本発の質問票で、世界的にも認められています。とくにアジアの国でよく使われています。OABSS には診断基準が書いてあって、所定の基準や点数を満たすと過活動膀胱と診断できるようになっています。

国際前立腺症状スコア（IPSS）

　男性には「国際前立腺症状スコア（international prostate symptom score：IPSS）」も役立ちます。

　IPSS には排尿症状と蓄尿症状が網羅的に入っていて、簡単な QOL もわかるようになっています。「今のような状態が続くとしたらどう思いますか？」といったような質問で、「とても満足」から「とてもいやだ」までを選びます。これによって QOL の重症度を測ります。

　IPSS はスコアによって前立腺肥大症の重症度を測ることもできるので、非常に便利です。ただし 1 つの問題点は、尿失禁の症状に関する質問が入っていないことです。前立腺肥大症患者の半数は過活動膀胱を伴います。そして過活動膀胱には、ときとして切迫性尿失禁を伴います。にもかかわらず、IPSS には尿失禁についての質問がないのです。近年、尿失禁についてもたずねる新たな質問票を作るべきだという意見が国内外で出ています。当面の対応としては、過活動膀胱の症状が非常に強い前立腺肥大症の場合には、過活動膀胱の症状質問票、すなわち OABSS も併せて利用するとよいでしょう。

その他の質問票

　尿失禁に特化した質問票として、「ICIQ-SF」というものがあります。この質問票は、女性のガイドラインには必ず載っています。また、「キング健康質問票」というものもあり、尿失禁の QOL について非常によくわ

かる内容になっています。尿失禁はどちらかというと女性が困ることが多いので、これら2つの質問票は主に女性向けと考えてよいでしょう。

　夜間頻尿を細かく知るための質問票としては、「N-QOL」というものがあります。夜間頻尿にまつわるQOLを本当に評価したい場合は、これを使うとよいかもしれません。

排尿日誌

【過活動膀胱】56歳女性　体重60kg
1日排尿回数15回(うち夜間3回)と頻尿。
1回排尿量100mL前後と少ない。

月　日( )	◯起床時間：午前・午後　6　時　30　分 ◯就寝時間：午前・午後　23　時　00　分		
	排尿した時刻	尿量(ml)	備考
	時から翌日の　時までの分をこの一枚に記載してください		
1	6 時 30 分	160	起床
2	7 時 20 分	70	
3	9 時 40 分	110	
4	10 時 30 分	90	失禁あり
5	11 時 50 分	120	
6	13 時 30 分	110	
7	15 時 10 分	80	失禁あり
8	16 時 40 分	140	
9	18 時 00 分	100	失禁あり
10	19 時 50 分	90	
11	21 時 00 分	130	
12	23 時 00 分	100	就床
13	1 時 40 分	180	失禁あり
14	4 時 00 分	110	
15	5 時 20 分	80	
16	6 時 30 分	70	起床
17			
	計	1740ml	
翌日　月　日　◯起床時間：午前・午後 6 時 30 分			

【夜間多尿】81歳男性　体重65kg
1日排尿回数11回(うち夜間3回)と夜間頻尿。1回排尿量200～300mLと良好。1日排尿量1,910mLと正常だが、夜間尿量930mLあり、夜間多尿指数0.49(930÷1,910mL)で夜間多尿。

月　日( )	◯起床時間：午前・午後　5　時　30　分 ◯就寝時間：午前・午後　23　時　00　分		
	排尿した時刻	尿量(ml)	備考
	時から翌日の　時までの分をこの一枚に記載してください		
1	5 時 30 分	220	起床
2	7 時 40 分	90	
3	10 時 30 分	180	
4	12 時 10 分	130	
5	16 時 20 分	220	
6	18 時 40 分	90	
7	21 時 00 分	180	
8	23 時 00 分	150	就床
9	1 時 20 分	300	
10	2 時 30 分	250	
11	4 時 10 分	220	
12	5 時 30 分	160	起床
13	時　分		
14	時　分		
15	時　分		
16	時　分		
17			
	計	1910ml	
翌日　月　日　◯起床時間：午前・午後 5 時 30 分			

【多尿】62歳女性　体重58kg
1日排尿回数13回(うち夜間2回)と頻尿。1回排尿量200～300mLと良好。1日排尿量2,700mLと多尿(体重58kg×40mL＝2,320mLを超える)。

月　日( )	◯起床時間：午前・午後　6　時　20　分 ◯就寝時間：午前・午後　23　時　00　分		
	排尿した時刻	尿量(ml)	備考
	時から翌日の　時までの分をこの一枚に記載してください		
1	6 時 20 分	310	起床、失禁あり
2	8 時 00 分	180	
3	9 時 40 分	200	
4	11 時 40 分	210	
5	13 時 00 分	290	
6	14 時 40 分	190	
7	16 時 20 分	200	
8	18 時 10 分	220	
9	20 時 00 分	240	
10	21 時 30 分	210	
11	23 時 00 分	120	就床
12	1 時 50 分	160	
13	3 時 40 分	200	
14	6 時 20 分	280	起床、失禁あり
15	時　分		
16	時　分		
17			
	計	2700ml	
翌日　月　日　◯起床時間：午前・午後 6 時 20 分			

【心因性頻尿】45歳男性　体重70kg
1日排尿回数12回(夜間0回)と昼間頻尿。1回排尿量は昼間50～110mLと少なく、夜間尿量400mLと良好。1日排尿量1,530mLと正常。

月　日( )	◯起床時間：午前・午後　7　時　20　分 ◯就寝時間：午前・午後　24　時　30　分		
	排尿した時刻	尿量(ml)	備考
	時から翌日の　時までの分をこの一枚に記載してください		
1	7 時 20 分	400	起床
2	9 時 00 分	100	
3	10 時 30 分	70	
4	11 時 40 分	80	
5	12 時 30 分	100	
6	14 時 00 分	60	
7	14 時 40 分	50	
8	15 時 30 分	50	
9	17 時 00 分	110	
10	19 時 40 分	80	
11	22 時 20 分	300	
12	24 時 30 分	110	就床
13	7 時 00 分	420	起床
14	時　分		
15	時　分		
16	時　分		
17			
	計	1530ml	
翌日　月　日　◯起床時間：午前・午後 7 時 00 分			

● この1週間の状態にあてはまる回答を1つだけ選んで、数字に○をつけてください。

何回くらい、尿をしましたか					
1	朝起きてから寝るまで	0	1	2	3
		7回以下	8〜9回	10〜14回	15回以上
2	夜寝ている間	0	1	2	3
		0回	1回	2〜3回	4回以上

以下の症状が、どれくらいの頻度でありましたか		なし	たまに	ときどき	いつも
3	がまんできないくらい、尿がしたくなる	0	1	2	3
4	がまんできずに、尿が漏れる	0	1	2	3
5	せき・くしゃみ・運動のときに、尿が漏れる	0	1	2	3
6	尿の勢いが弱い	0	1	2	3
7	尿をするときに、お腹に力を入れる	0	1	2	3
8	尿をした後に、まだ残っている感じがする	0	1	2	3
9	膀胱（下腹部）に痛みがある	0	1	2	3
10	尿道に痛みがある	0	1	2	3

● 1から10の症状のうち、困る症状を3つ以内で選んで番号に○をつけてください。

1	2	3	4	5	6	7	8	9	10	0 該当なし

● 上で選んだ症状のうち、最も困る症状の番号に○をつけてください（1つだけ）。

1	2	3	4	5	6	7	8	9	10	0 該当なし

● 現在の排尿の状態がこのまま変わらずに続くとしたら、どう思いますか？

0	1	2	3	4	5	6
とても満足	満足	やや満足	どちらでもない	気が重い	いやだ	とてもいやだ

注：この主要症状質問票は、主要下部尿路症状スコア（CLSS）質問票（10症状に関する質問）に、困る症状と全般的な満足度の質問を加えたものである。

主要下部尿路症状スコア（core lower urinary tract symptom score：CLSS）
（日本排尿機能学会男性下部尿路症状診療ガイドライン作成委員会編. 男性下部尿路症状診療ガイドライン. 東京, ブラックウェルパブリッシング, 2008, 44. より引用）

以下の症状がどれくらいの頻度でありましたか。この1週間のあなたの状態に最も近いものを、1つだけ選んで、点数の数字を○で囲んで下さい。

質問	症状	点数	頻度
1	朝起きたときから寝るときまでに、何回くらい尿をしましたか	0	7回以下
		1	8～14回
		2	15回以上
2	夜寝てから朝起きるまでに、何回くらい尿をするために起きましたか	0	0回
		1	1回
		2	2回
		3	3回以上
3	急に尿がしたくなり、がまんが難しいことがありましたか	0	なし
		1	週に1回より少ない
		2	週に1回以上
		3	1日1回くらい
		4	1日2～4回
		5	1日5回以上
4	急に尿がしたくなり、がまんできずに尿を漏らすことがありましたか	0	なし
		1	週に1回より少ない
		2	週に1回以上
		3	1日1回くらい
		4	1日2～4回
		5	1日5回以上
合計点数			点

過活動膀胱の診断基準　尿意切迫感スコア（質問3）が2点以上かつOABSS合計スコアが3点以上
過活動膀胱の重症度判定　OABSS合計スコア
　　　　　　　　　　軽症　：5点以下　中等症：6～11点　重症　：12点以上

過活動膀胱症状スコア（overactive bladder symptom score：OABSS）

（日本排尿機能学会過活動膀胱診療ガイドライン作成委員会編．過活動膀胱診療ガイドライン．第2版．東京，リッチヒルメディカル，2015，105．より引用）

以下の症状がどれくらいの頻度でありましたか。この1週間のあなたの状態に最も近いものを、1つだけ選んで、点数の数字を○で囲んでください。

	まったくない	5回に1回の割合より少ない	2回に1回の割合より少ない	2回に1回の割合くらい	2回に1回の割合より多い	ほとんどいつも
この1ヵ月の間に、尿をした後にまだ尿が残っている感じがありましたか。	0	1	2	3	4	5
この1ヵ月の間に、尿をしてから2時間以内にもう一度しなくてはならないことがありましたか。	0	1	2	3	4	5
この1ヵ月の間に、尿をしている間に尿が何度もとぎれることがありましたか。	0	1	2	3	4	5
この1ヵ月の間に、尿をがまんするのが難しいことがありましたか。	0	1	2	3	4	5
この1ヵ月の間に、尿の勢いが弱いことがありましたか	0	1	2	3	4	5
この1ヵ月の間に、尿をし始めるためにお腹に力を入れることがありましたか。	0	1	2	3	4	5

	0回	1回	2回	3回	4回	5回以上
この1ヵ月の間に、夜寝てから朝起きるまでに、普通、何回尿をするために起きましたか。	0	1	2	3	4	5

国際前立腺症状スコア：　　　　点

	とても満足	満足	ほぼ満足	なんともいえない	やや不満	いやだ	とてもいやだ
現在の尿の状態がこのまま変わらずに続くとしたら、どう思いますか。	0	1	2	3	4	5	6

QOLスコア：　　　　点

IPSS重症度：軽度（0～7点）、中等症（8～19点）、重症（20～35点）
QOL重症度：軽度（0～1点）、中等症（2～4点）、重症（5～6点）

国際前立腺症状スコア（IPSSとQOLスコア）

（本間之夫ほか．International Prostate Symptom Score と BPH Inpact Index の日本語訳の計量心理学的検討．日本泌尿器科学会雑誌．94，2003，560-9．より改変）

1. どれくらいの頻度で尿が漏れますか？（1つの□をチェック）	
□ なし	[0]
□ おおよそ 1 週間に 1 回あるいはそれ以下	[1]
□ 1 週間に 2～3 回	[2]
□ おおよそ 1 日に 1 回	[3]
□ 1 日に数回	[4]
□ 常に	[5]

2. あなたはどれくらいの量の尿漏れがあると思いますか？ （あてものを使う使わないにかかわらず、通常はどれくらいの尿漏れがありますか？）	
□ なし	[0]
□ 少量	[2]
□ 中等量	[4]
□ 多量	[6]

3. 全体と尿漏れのために、あなたの毎日の生活はどれくらいそこなわれていますか？

0　1　2　3　4　5　6　7　8　9　10

まったくない　　　　　　　　　　　　　　　　　　　　　　　　　　　　非常に

4. どんなときに尿が漏れますか？（あなたに当てはまるものすべてをチェックしてください）

□ なし：尿漏れはない

□ トイレにたどりつく前に漏れる

□ 咳やくしゃみをしたときに漏れる

□ 眠っている間に漏れる

□ 体を動かしているときや運動しているときに漏れる

□ 排尿を終えて服を着たときに漏れる

□ 理由がわからずに漏れる

□ 常に漏れている

国際失禁会議尿失禁質問票短縮版（international consultation on incontinence questionnaire-short form：ICIQ-SF）

（後藤百万ほか．尿失禁の症状・QOL 問診票：スコア化 ICIQ-SF．日本神経因性膀胱学会誌．12，2001，227-31．より引用）

2001 年第 2 回 International Consultation on Incontinence にて作成、推奨された尿失禁の症状・QOL 質問票。尿失禁における自覚症状・QOL 評価質問票として、質問 1～3 までの点数を合計して、0～21 点で評価する。点数が高いほど重症となる。

排尿時刻記録

排尿時刻記録（Micturition time chart）

月　日（　）

◎起床時間：午前・午後＿＿時＿＿分
◎就寝時間：午前・午後＿＿時＿＿分

	排尿した時刻	備考
	時から翌日の　時までの分をこの一枚に記載してください	
1	時　分	
2	時　分	
3	時　分	
4	時　分	
5	時　分	
6	時　分	
7	時　分	
8	時　分	
9	時　分	
10	時　分	
11	時　分	
12	時　分	
13	時　分	
14	時　分	
15	時　分	
16	時　分	
17	時　分	
18	時　分	
19	時　分	
20	時　分	
	排尿した時刻	備考

翌日　月　日　起床時間：午前・午後＿＿時＿＿分

頻度・尿量記録

頻度・尿量記録（Frequency volume chart）

月　日（　）

◎起床時間：午前・午後＿＿時＿＿分
◎就寝時間：午前・午後＿＿時＿＿分

	排尿した時刻	尿量（ml）	備考
	時から翌日の　時までの分をこの一枚に記載してください		
1	時　分		
2	時　分		
3	時　分		
4	時　分		
5	時　分		
6	時　分		
7	時　分		
8	時　分		
9	時　分		
10	時　分		
11	時　分		
12	時　分		
13	時　分		
14	時　分		
15	時　分		
16	時　分		
17	時　分		
18	時　分		
19	時　分		
20	時　分		
計		ml	

翌日　月　日　起床時間：午前・午後＿＿時＿＿分

排尿日誌

排尿日誌（Bladder diary）

月　日（　）

起床時間：午前・午後＿＿時＿＿分
就寝時間：午前・午後＿＿時＿＿分

メモ　その日の体調など気づいたことなどがあれば記載してください。

	時間	排尿（○印）	尿量（ml）	漏れ（○印）		
	時から翌日の　時までの分をこの一枚に記載してください					
1	時　分					
2	時　分					
3	時　分					
4	時　分					
5	時　分					
6	時　分					
7	時　分					
8	時　分					
9	時　分					
10	時　分					
	時間	排尿	尿量	漏れ		

次のページへつづく

	時間	排尿（○印）	尿量（ml）	漏れ（○印）		
11	時　分		ml			
12	時　分		ml			
13	時　分		ml			
14	時　分		ml			
15	時　分		ml			
16	時　分		ml			
17	時　分		ml			
18	時　分		ml			
19	時　分		ml			
20	時　分		ml			
21	時　分		ml			
22	時　分		ml			
23	時　分		ml			
24	時　分		ml			
25	時　分		ml			
	時間	排尿	尿量	漏れ		
	計		ml			

翌日　月　日の
起床時間：午前・午後＿＿時＿＿分

排尿記録の3様式

（日本排尿機能学会ホームページ．http://japanese-continence-society.kenkyuukai.jp/ より引用）

理学的所見
～若いのに排尿トラブル?～

　理学的所見とは、内科的な診察と同じで、排尿のトラブル、すなわち下部尿路症状と関係する全身の状態をみていくことです。ここでとくに注意すべきなのは、前述した神経疾患の有無や、直腸など骨盤内の内臓に関係したもの、婦人科的な疾患の有無といった点です。あと、尿路というのは意外と先天的な異常が多い臓器です。若い人は普通、排尿のトラブルはありません。それなのにトラブルがあるということは、生まれながらの異常が考えられます。この点を確認することも大事です。

先天的な異常を示す理学的所見

　おへそから下の下腹部の真ん中あたり、女性でいえば恥骨の上あたりが膨らんでいるといった所見は、すごく多量の残尿があったり、尿閉になってしまっていて、その結果として膀胱が非常に拡張している状態を示唆します。また、ちょうどお尻の割れ目ぐらい、すなわち尾底骨あたりにときどき、dimple（窪み）ができていたり、豚の尻尾みたいなものができている方がいます。これらの場合は、潜在的な二分脊椎症の可能性があります。「脊椎破裂」という言い方をするのですが、脊椎が癒合不全で二分しているという、先天的な異常なのです。脊椎破裂では、若くても尿失禁や頻尿などの排尿障害が出ます。

　二分脊椎症の人は、チェック箇所であるお尻の割れ目あたりに発毛がみられるケースがあります。また、リポーマといって、脂肪沈着もみられます。整理すると、臀部の正中に窪み、発毛、脂肪沈着などがある場合には、二分脊椎症を疑います。

女性の理学的所見① 〜台上診〜

　女性の場合は骨盤底や生殖器の異常が排尿のトラブルを起こしますので、必要に応じて砕石位になってもらって診察を行います。砕石位とは、婦人科の診察台に上がってもらって診察を行う、いわゆる台上診です。

　台上診では尿道カルンクルや、尿道狭窄などの外尿道口の異常の有無、腟の発赤や萎縮の有無をみます。閉経後の女性はしばしば、萎縮性腟炎といって、いわゆる潤いがなくなることで慢性的な腟炎が引き起こされ、痛みや痒み、あるいは排尿の際にしみるような痛みといった症状が現れてきます。それらを知るために、外陰部の発赤や萎縮がないかをみるのです。

　尿道憩室という病気も理学的所見で診察できます。尿道憩室では、外尿道口の少し下の腟の前の壁が膨らんでいることがあります。また、触診するとその箇所に腫瘤を感じ取れることがあります。圧迫すると、混濁した分泌物、言うならば膿のようなものが尿道口から出てくることがあります。これらをみることで、尿道憩室を診察することができます。

　咳やくしゃみをするとおしっこが漏れてしまう腹圧性尿失禁をみるには、尿道の過可動、つまり尿道がぐらぐらしていないかどうかをみるという検査をします。これについては後ほど、検査の項目で詳しく述べます。

　　　　　台上診における主なチェックポイント

- 尿道カルンクル
- 尿道狭窄
- 腟の発赤・萎縮
  - ➡排尿に影響を与える
- 外尿道口の少し下の腟の前の壁に膨らみがある
- 腫瘤がある、膿のような混濁した分泌物が出る
  - ➡尿道憩室の疑いあり

女性の理学的所見②
〜Q-tip テストと咳テスト（ストレステスト）〜

　「Q tip テスト」という診察方法もあります。これは、綿棒を尿道に入れた状態で咳をしてもらい、そのときの綿棒の動きをみるというテストです。咳をすると、綿棒は釣りの浮きみたいに動きます。その動く角度が30°以上のときは尿道過可動（ハイパーモビリティ）があると考えます。もちろん、慣れれば綿棒を入れなくても、尿道の動きだけで尿道過可動の有無はわかるようになります。でも、慣れていなくてわからないときは、Q-tipテストをするとよいかもしれません。

　咳をさせてみて、尿漏れの有無を確認するテストもあります。「咳テスト」や「ストレステスト」と呼ばれる診察方法で、咳をしたときに尿が尿道口から漏れてくれば、腹圧性尿失禁があるという意味です。このテストは、後述するパッドテストとペアで行うとよいと言われています。

女性の理学的所見③ 〜骨盤臓器脱の評価〜

　骨盤臓器脱の有無、つまり腟から物が出てきていないかも評価します。膀胱が下がって出てきていたら膀胱瘤、子宮が出てきていたら子宮脱、腟の後ろの壁が膨らんでいるようだったら直腸瘤だと考えることができます。

　腹圧を掛ける程度によっては、骨盤臓器脱の状況がわかりづらいこともあります。そんなときは少し格好悪いのですが、立って開脚してもらって、うーっと息んでもらいます。そうやって、臓器が下がっているかどうかをのぞき込んで見てみることもあります。また、膀胱が出ているのか、直腸が出ているのか、子宮が出ているのかという、「どの臓器が出ているのか」を確認するためには、腟鈎という、舌圧子みたいな専用の器具を使います。腟鈎で片方を押さえて息ませると、膀胱が下がってきます。膀胱のほうを押さえて息ませると後ろの直腸が出てきます。こんなふうにすることで、どの臓器がどれぐらい出ているのかを評価できます。

　骨盤臓器脱の評価には、「POP-Q システム（pelvic organ prolapse quantification system）」という評価方法もあります。ややこしい評価方法なので詳しくは述べませんが、息んでもらったときに臓器がどこまで下がってくるかを評価する方法です。下がってきてはいるけどまだ腟の中にあり、外に出るほどではなければステージ 1 です。ステージ 2 は、いわゆる Hymen ring、つまり処女膜があったレベルから ± 1 cm ぐらいのところまで下がっている状態です。このときは、「のぞき込めば下がっているものが見えるけど、外には出るか出ないかぐらい。下がっていても出入り口ぐらい」という状態です。ここからさらに進み、外に明らかに出ている場合がステージ 3 です。ステージ 4 では、臓器がほとんど外に出ている状態です。ややこしい評価方法は置いておいて、これだけを知っておけば十分でしょう。

　たいていの骨盤臓器脱はステージ 2～3 です。でも、ステージ 4 の重症になると、膀胱や子宮が手で持てるぐらい外に出てしまっているケースもあります。

男女共通の理学的所見 ～直腸診ほか～

　直腸診も、理学的所見を用いた代表的な診察方法です。直腸診は男性に行うことが多いですが、女性にも行うことがあります。女性の場合には、直腸瘤がある人や、ひどい便秘の人には行うことが多いです。あとは、宿便の有無をみるためにも行います。それから、先ほどお話しした先天的な二分脊椎症の人や、お年寄りで尿失禁のある人、便失禁がある人にも直腸診をします。これらのケースでは、直腸診で肛門括約筋の締まり具合をみます。「anal tonus」という言い方をするのですが、アナルの tonus（緊張感）をみるんです。Anal tonus が落ちている場合は、だいたい馬尾神経障害があります。詳しくは第 2 章を参照してください。馬尾神経障害があると、肛門括約筋が締まらず、尿漏れや便漏れが起こります。ですから肛門括約筋の tonus を見ると、骨盤底筋がだいぶ緩んでいるなとか、肛門括

約筋、尿道括約筋がだいぶ弱っているなということがわかります。

　骨盤底筋の評価という意味では、腟に緊張感があるかどうかをみるのも1つの手です。具体的には、肛門に指を入れて、肛門をギュッと締める力があるかどうかをみます。あるいは肛門挙筋反射といって、指を入れて肛門の脇をこすり、キュッと肛門が締まるかどうかをみます。ほかに、球海綿体反射をみるという方法もあります。

男性の理学的所見
〜直腸診で前立腺の大きさをチェック！〜

　男性の場合も、女性のときと同じように膀胱のふくらみや肛門の tonus など、体のいろいろなところをみていきます。

　男性で大事なのは、やはり外陰部、すなわちペニスです。それから、陰嚢もみます。陰嚢は、排尿トラブルと直接的な関係はありませんが、精巣上体炎の有無を調べるために精巣や精巣上体を触診し、精巣にしこりがあるかどうかなどを確認します。あとは尿道下裂といって、生まれつきおちんちんが形成不全の男の子がいるので確認します。これは、尿道の裏側、つまり裏の筋の部分の尿道口が、手前で開いてしまっている状態です。おちんちんの先に尿道口がなくて、手前のほうに開いてしまっているケースや、尿道口が狭いケースなどがあります。男性ではこういったところを確認します。

　男性で一番大事なのは、前立腺肥大症がないかどうかです。これをみるためには前立腺を触診する必要があります。普通は肛門から指を入れて前立腺を触診し、前立腺のサイズをみます。このとき、前立腺がんがないかどうかもみます。直腸診で前立腺を触って、しこりがあればがんの疑いありです。正常な場合はしこりがなく、表面が平滑で適切な弾力があります。前立腺の大きさは、クルミ大ぐらいが正常と言われています。ボリュームでいうとだいたい 10〜15 mL ぐらいです。栗ぐらいの大きさとも言えますね。年を取るとやや大きくなるのですが、それでも栗〜クルミぐらいの

大きさを正常と考えます。それより大きい場合は肥大症です。30 mL 以上あれば明らかな肥大症と考えます。大きくなると、100 mL を超えてしまうような方もいます。こういったサイズ感を触診して調べるのです。

 直腸診における主なチェックポイント

男女共通
● Anal tonus（肛門括約筋の締まり）➡落ちていると馬尾神経障害の疑いあり 　二分脊椎症、尿失禁・便失禁のある高齢者ではチェックを

女性
● 直腸瘤 ● 宿便の有無 ● 腟の緊張➡骨盤底筋の評価に役立つ

男性
● 前立腺のしこりの有無➡しこりがあれば前立腺がんの疑いあり ● 前立腺のサイズ➡栗〜クルミ（10〜15 mL）が正常の大きさ。30 mL を超えると明らかな肥大症

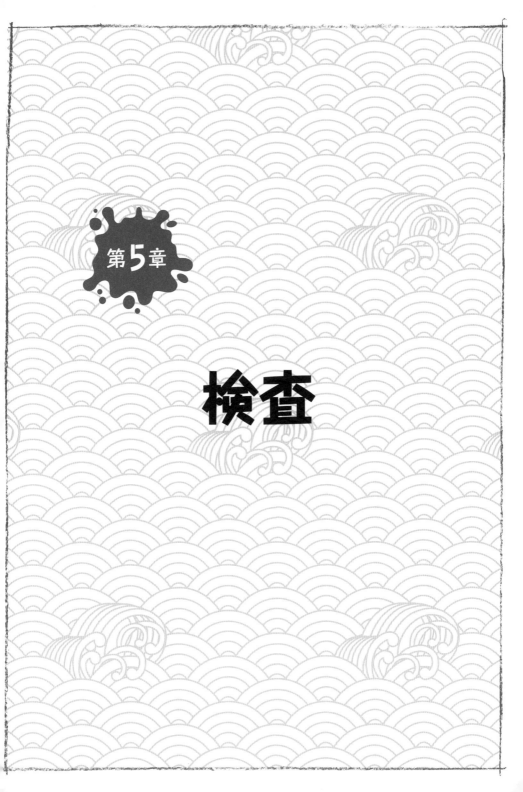

第5章

検査

尿検査
〜泌尿器科では「尿検査＋尿沈渣」を行っている〜

　尿検査は、排尿のトラブルがあったら必ず行う検査だと思ってください。男性も女性も行います。尿は血液と違い、体から排泄して捨ててしまうものです。それなら、せっかくだし検査に出してしっかり調べておきましょう。

　尿検査からはいろいろな情報がわかります。まず注目するのが、血尿がないかどうかです。いわゆる潜血がないかどうかですね。潜血は目で見てわからなくても、検査をすることで発見できることがあります。

　尿検査のなかでも、テープや機械で反応を見るだけの検査では、潜血の有無やどの程度の潜血かという評価までしかわかりません。そこでわれわれ泌尿器科では、尿沈渣という検査も行うことが多いです。尿沈渣とは、採ったおしっこを遠心分離機にかけて、細胞を集めて、その細胞をプレパラートに乗せて直接顕微鏡で見るというものです。こうすることで、白血球や赤血球がどのくらい出ているかという情報や、それらがどういう格好をしているかといった情報を得ることができます。専用の染色をすれば、がん細胞を見つけることもできます。染色することで細菌を見つけることもできます。このように泌尿器科では、「普通の検査＋尿沈渣」という2種類の検査が必要に応じて行われています。

赤血球が出ている！　膀胱がんと腎臓の病気を疑え！！

　尿沈渣でのポイントは、赤血球と白血球が出ているかどうかです。赤血球が出ている場合は、尿路結石や膀胱のがん、糸球体腎炎、さらには腎臓そのものの病気を疑います。とくに血尿＋タンパク尿が大量に出ているときは、糸球体腎炎や腎臓そのものの病気である疑いが強いので、腎臓内科との連携が必要になります。もちろん、膀胱がんなどの場合で色が付くく

らいの血尿が出ると、同時にタンパクが尿中に出てきます。ですから「血尿＋タンパク尿」は膀胱がんの疑いもあります。しかし、尿に色が付いていない潜血であるにもかかわらずタンパク尿が強く出ているようなときは、むしろ糸球体の腎臓内科的な疾患を疑います。

白血球が出ている！ 尿路感染や炎症を疑え！！

　白血球が尿中にたくさん出ている場合は、膿尿です。普通、白血球は尿中に出てきません。出てきていることが意味するのは、尿路感染や炎症があるということです。おしっこの通り道のどこかに感染か炎症が起こっているのです。すなわち膀胱炎や、男性だったら前立腺炎、発熱を伴っていれば腎盂腎炎かもしれない、と考えることができるのです。膀胱炎でも当然、頻尿になります。あるいは排尿障害がすごくあって、出終わらないおしっこがたくさんある、つまり残尿がたくさんある状態だと、膀胱炎になりやすいです。とくに、糖尿病があっておしっこの中に糖がたくさん出ているような人で残尿が増えると要注意です。この場合、膀胱の中には甘くて栄養たっぷりの尿がいつまでも残っている状態になります。これは言ってみれば、"ばい菌"が喜んで繁殖する培養タンクみたいなものです。だから糖尿病の人で糖がたくさん出ていて膿尿だったら、糖尿病が引き起こした尿路感染症と考えることができます。

がんを疑ったら尿細胞診！ 尿路感染があったら尿培養検査！！

　血尿があって何か変な異型細胞が見える場合は膀胱がんを疑います。このとき、われわれは尿細胞診を行います。尿細胞診とは、先ほど言った、がん細胞を特殊な染色で染めてよく見えるようにして、がん細胞かどうかを見る検査のことです。この検査をすることで膀胱がんなどが見つかることも決して少なくありません。ですので、尿細胞診は非常に大事な検査です。

　このほかには、尿路感染があったときに行う尿培養検査があります。これは、採ったおしっこを検査に出して、大腸菌やクレブシエラ、緑膿菌などが出ないかを調べる検査です。

血液検査
～腎機能をチェック！ 男性は PSA の測定も行う～

　排尿症状に関係して行う血液検査は、腎機能をみるのが目的です。なぜなら、排尿に直接関係している器官は腎臓だからです。となると、測るのは血清のクレアチニンですね。最近では eGFR も調べるようになっています。これらの数値をみて、腎機能を評価します。

　男性の場合、前立腺がんを調べるための「PSA 検査」も重要です。PSA とは、前立腺特異抗原（prostate-specific antigen）のことです。50歳以上の男性で排尿の症状があるときには、初診で一度は必ず PSA を測ります。PSA は 4.0 ng/mL 以上が基準値超えとされています。お年寄りで前立腺が少し大きくなってくると、前立腺がんがなくても 4.0 ng/mL を超えてくることがときどきあります。だから「異常値」とは呼ばずに「基準値」という言い方をします。1 つの目安という意味ですね。

　とはいえ高齢で前立腺肥大症がある方の場合には、4.0 ng/mL を超えることが少なからずあります。ですから 4.0 ng/mL を超えると前立腺がんの疑いありと考え、次の手を考えないといけません。具体的には、年齢なども加味しながら MRI やエコーなどの二次的な検査を行います。PSA 検査を行い、測るたびにどんどん上がってくるのか、あるいは数値が高いけれどもずっと安定しているのかといった情報もみます。

主な検査と検査項目

検査	調べる内容
血液検査	●腎機能
PSA 検査	●前立腺がん
尿検査	●血尿
尿沈渣	●赤血球 ●白血球 ●がん細胞 ●細菌

残尿測定・尿流測定
～プライマリーでもぜひ実施を！～

　残尿測定と尿流測定という2つの測定は、第一段階が残尿測定で、第二段階が尿流測定だと考えるとよいでしょう。というのも、尿流測定は泌尿器科にしかないような特殊な道具がないと行えないからです。対する残尿測定は、エコーさえあれば行えるので、どの科の先生も測ることができます。ですから、「まずは残尿測定をして、可能であれば尿流測定もする」という位置づけで考えてください。

　後ほどウロダイナミクス検査をはじめとしたいくつかの検査方法についても説明しますが、それらに比べて、残尿測定と尿流測定は体への負担が圧倒的に少ないです。特殊な道具が必要といった尿流測定ですら、専用の便器に向かっておしっこをするだけです。ですからさまざまあるなかで、侵襲性が低く、実施頻度も高い検査だと言えます。

残尿測定 ～とにかく簡単、確実～

　残尿を測定するための最も確実な方法は、尿道に管を入れて膀胱内のおしっこを採って、それをコップで計量することです。でも、あまりこんなことはされたくないですよね。そこで最近は、別の方法で測定しています。

　どんな方法かというと、まずはトイレに行って、とにかく全部おしっこをしてきてもらいます。その後、横になって下腹部にプローブを当てて、縦・横・奥行きの直交する3方向をエコーで測定します。その3つを掛けて2で割ると残尿量が出ます。これだけで残尿測定ができます。最近はさらに便利なエコー装置があって、3方向を計測した後、「ボリューム」というボタンを押すだけで残尿を計算してくれます。先ほどの計算式のようなざっくりしたものではなく、もっといい計算方法で正確な数値を出して

くれているのです。近頃は、残尿測定に特化したハンディタイプのエコーもあります。訪問看護ステーションの看護師さんが、往診したときに使っています。それぐらい、簡単に測ることができるようになってきているのです。

まずエコー

　便利なソフトや専用のエコー装置を使うかどうかはさておき、とにかく、エコーで残尿が測れるのです。これは非常に大切なことです。この後お話しするように、残尿量は、いろいろな治療方針を決めるときの診断の基準になります。女性の場合には測らなくても何とかなりますけれども、男性の場合には前立腺肥大症があるので、測ったほうが安全です。というのも、男性で残尿をチェックしないで抗コリン薬やβ₃作動薬を安易に出すと、尿閉になるからです。おしっこが出なくなってしまいます。エコーで残尿測定をしていれば、それを避けることができます。ですからぜひ、少々面倒でも、できたら泌尿器科以外の先生でも一度は測ってみることをおすすめします。「それでもやっぱり面倒！」というときは泌尿器科に紹介してください。

$$残尿量(mL) = \frac{長径(左右径)\langle cm \rangle \times 前後径\langle cm \rangle \times 短径(上下径)\langle cm \rangle}{2}$$

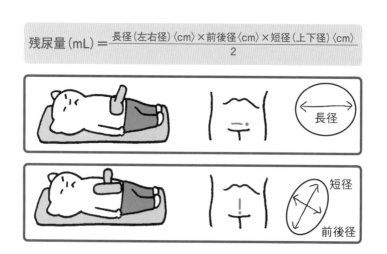

薬物療法の判断材料に

　残尿測定を行った際、若い年代の残尿量はゼロですが、だんだん年を取ってくると低活動膀胱になったり、前立腺肥大症で尿道の出口部が閉塞したりして、尿道の抵抗が増えておしっこが出にくくなり、年とともにある程度の残尿が出てきます。残尿が 50 mL を超えるようであれば、有意な残尿があると考えます。100 mL を超えたら、無視できない量の残尿があると考えます。これらが一般的な基準です。

　この基準値は、薬を使うときの判断材料の 1 つになります。過活動膀胱に抗コリン薬を使うときは、「残尿が 100 mL 以上ある場合には抗コリン薬の使用は控えたほうがよい」とガイドラインに書かれています。そういう意味で残尿測定というのは大事です。泌尿器科以外の先生でも、可能であればぜひエコーで残尿を測ってくださいとお伝えしている背景には、こういった理由があります。

尿流測定 〜最大尿流量に注目を！〜

　尿流測定とは、簡単に言うとおしっこのスピードを測る検査です。検査のためには専用の機械が必要ですが、簡便な方法として、ストップウォッチや腕時計で排尿の時間を測るという方法もあります。おしっこをし始めてからおしっこをし終わるまでにかかる時間を測り、出たおしっこはコップに採っておいて量を測ります。その量を時間で割れば、平均の尿流を計算できますよね。例えば 100 mL を 10 秒で出せば、平均尿流量は 10 mL/秒です。こうすることで、専用の機械がなくても尿流量の平均値を出すことができます。もちろん専用の機械はもっと便利で、最大尿流量などを測ることができます。

　尿流測定においてわれわれが一番注目しているのは最大尿流量です。一般的に、最大尿流量によって排尿障害の程度がわかるとされています。15 mL/秒以下だったら排尿障害があると考えます。10 mL/秒以下だったら立派な排尿障害があると考えます。

排尿時間の目安は30秒

　3章でも触れましたが、正常な場合、どれだけおしっこがたまっていても30秒で排尿は終わります。ところが、例えば前立腺肥大症の方だと息まないとおしっこが出てきません。これを「排尿開始の遅延」と言います。当然、「排尿時間の延長」といって、排尿にかかる時間も延びます。30秒では終わらないので、排尿障害があると言えるのです。このように、尿流測定をすることで排尿障害の程度を定量化できるのです。

侵襲的（痛い）検査をしなくても、波形を見たら予測がつきます

　尿流測定では、最大尿流量や平均尿流量を出すだけではなく、時間と尿の量との関係がグラフ化され、このカーブのパターンから、「この人は腹圧排尿をしているな」とか、「だいぶ出が悪いな」とか、ある程度のことがわかります。慣れてくると、前立腺肥大症による排尿障害なのか、低活動膀胱による排尿障害なのかが波形を見て推測できるようになります。排尿障害の原因には、出口が狭いから出にくいのか、押し出す力が弱いから出にくいのかの鑑別が難しいケースもあります。これを鑑別するには、尿道に管を入れて排尿させるという、決して自分ではしたくないような検査が必要とされています。しかしそんな検査をしなくても、慣れてくると尿流測定の波形を見てある程度の鑑別ができるようになります。低侵襲で鑑別を行うという意味でも、尿流測定は優れているのです。

尿流測定で得られる所見

排尿時間	排尿行為の総持続時間。正常な場合は30秒以内
尿流時間	測定可能な尿流が実際に起こっている時間
最大尿流量	尿流量の最大値。 15 mL／秒以下の場合は排尿障害があると判定する
平均尿流量	排尿量÷排尿時間

スマホ・パソコンでいつでも・どこでも
エビデンスのあるぴったりの情報にアクセスできる！

どんな領域でも
必要な知識・技術が
学べる！

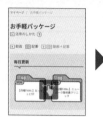 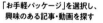 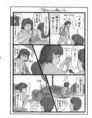

「お手軽パッケージ」を選択し、
興味のある記事・動画を探す

マンガやクイズ形式、短い動画などで
気軽に楽しく学べる！

「お手軽パッケージ」では、あらゆる領域で必要な知識・技術を解説する記事がまとまっています。メディカセミナーの人気講師がレクチャーする動画や、書籍を動画にしたコンテンツもあります。クイズ形式のものもあり、手軽に楽しく勉強しているうちに、もっと学んでみたいことが見つかるかもしれません。

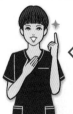

ちょっとした空き時間に興味のあるパッケージを探して見ています。毎日新しい記事が追加され、動画もたくさんあるので飽きません。院内の勉強会でも、このパッケージの中からテーマを探して資料を作りました。自分の学習だけじゃなく、教え方や伝え方の勉強にもなっています。

無料体験できます！
ID登録するだけ！

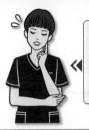
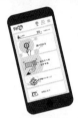
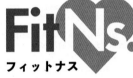

ウロダイナミクス検査
（尿流動態検査）
〜絶対に管を入れないといけない！？
そんなことありません！〜

　ウロダイナミクス検査には、調べたい内容に応じていくつかの検査があります。いずれも共通しているのは、尿道に管を入れることです。前述した残尿測定や尿流測定に比べて侵襲性が高いですよね。ですから、以前よりも行われる頻度は減ってきています。薬物療法を行ったものの思ったような効果が上がらず、手術を行うようなケースがあります。このとき、手術前の検査としてウロダイナミクス検査を行うというのが、現在の考え方です。患者さんのなかには、「泌尿器科に行くと管を入れられる怖い検査がある。だから行きたくない」と思っている方もいます。でも実際はそんなことはありません。多くのケースでは、低侵襲な残尿測定や尿流測定で十分な検査ができます。管を入れないといけないのはごく一部です。だから受診を控えようなんて思わないでください。泌尿器科以外の先生方には、そのことを知っておいてもらいたいです。

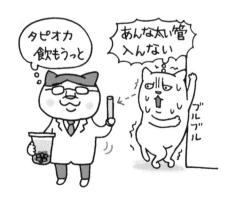

ウロダイナミクス検査①
膀胱内圧測定
〜尿がたまるときの変化をシミュレーション〜

　膀胱内圧測定では、膀胱の中に細い管を入れて、尿の代わりに生理食塩水を一定のスピードでゆっくり入れていきます。これは膀胱に尿がたまっていく状態をシミュレーションしているのです。こうすることで、膀胱の圧がどう変化するかをみていきます。

　正常な方の場合は、100〜150 mL ぐらい入った時点で軽い尿意を感じます。「少しおしっこがしたいな」という感じです。これを「初発尿意」と言います。神経障害がある方の場合、この感覚が失われます。神経障害とは、脊柱管狭窄や生まれつきの二分脊椎症などのことです。

　糖尿病の人の場合にも初発尿意は要チェックポイントです。糖尿病がひどくなると、末梢神経障害が出てきます。足に床ずれがあっても気が付かず、最悪の場合は足を切断しなければいけなくなる。それぐらい感覚が鈍ります。末梢神経の感覚障害は膀胱にも及びます。つまり尿意が落ちます。そこで、糖尿病の人では初発尿意があるかどうかをみるのです。

　100 mL では何も感じず、300 mL ぐらいを入れたときに「少したまってきたかな」とようやく感じるようであれば、尿意の低下があると考えます。検査はここで終わらず、続けてゆっくり生食を入れていきます。そうすると、「もう限界だ」となってくるわけです。それを「最大尿意」と言います。最大尿意はだいたい300〜400 mL ぐらいです。膀胱にこれくらい生食を入れたときに患者さんは尿意を訴えます。

　検査はそれでも終わりません。世間話をしながら生食を入れ続けるのです。そうすると、正常な方であればあと数分間は世間話ができます。ところが過活動膀胱の人は我慢できなくなります。こちらから世間話を続けて

も、「先生、そんなことを言っていないで。もう出てしまいますよ」となります。これが尿意切迫感です。

膀胱内圧測定のチェックポイント① 〜すぐに我慢できなくなる〜

膀胱内圧測定では着目すべきパラメータがいくつかあります。まず1つ目は、排尿筋過活動の有無です。これは、膀胱が小さくなっているのかをみるとも言えます。

排尿筋過活動とは、少し尿意を感じたら膀胱が収縮して抑制ができなくて、おしっこをしてしまう状態のことです。排尿筋過活動は過活動膀胱の本態だと言われています。先ほど、最大尿意は300〜400 mLだとお話ししました。だけど、ここに至る前の150 mLや200 mLの時点で「もうだめです。我慢できないです」となる。このとき、膀胱は収縮して内圧が上昇しています。結果、カテーテルの脇から尿が漏れる現象が起きます。これがまさに過活動膀胱を見ているということになります。

膀胱内圧測定のチェックポイント② 〜すぐに膀胱の内圧が上がる〜

2つ目のパラメータは低コンプライアンス膀胱です。膀胱のコンプライアンスが落ちている状態のことです。「会社のコンプライアンスが低下している」といった言い方もしますが、コンプライアンスとは要するに、「耐えやすさ」のことです。「アドヒアランス」という言い方もします。つまり、コンプライアンスが悪い、あるいはコンプライアンスが下がるとは、余裕がないということです。ですので、低コンプライアンス膀胱というのは、広がりにくい膀胱のことです。この状態では、少しの生食を入れていくだけで、膀胱の圧がすぐに上がっていってしまいます。正常な膀胱は300 mLや400 mLの生食を入れても、膀胱の圧はほとんど上がりません。5 cmH$_2$Oも上がりません。

しなやかか、しなやかではないか、それが問題

膀胱の圧が上がらないということは、膀胱がしなやかに膨らんでいるということです。膀胱に尿がたまることに対して無理な抵抗をすることなく、低圧の状態でしなやかに膨らんでいるのです。そして、いざ排尿していい

よというタイミングになって初めて、グーッと膀胱が収縮する。これが正常な膀胱です。100〜150 mL で初発尿意を感じて、300〜400 mL で最大尿意を感じ、その後も 40〜50 mL ぐらいは入れても漏らさない。そして、「排尿していいですよ」という許可を出すと、そこで初めて尿道は緩み膀胱は収縮し、膀胱の圧が上がると同時にカテーテルの周りからおしっこが出てくる。そういう状態が観察できるのが正常な膀胱です。

それに対して低コンプライアンス膀胱では、生食を 50 mL か 100 mL しか入れていないにもかかわらず、膀胱の内圧がゆっくりゆっくり上がっていきます。そして最後には、ぶわーっと上がる。あるいは最後までだらだらと上がり続ける。こういった様子が観察されます。これは、膀胱が伸びづらくなっていることを示しています。膀胱が硬くなっているのです。

低コンプライアンス膀胱の頻度はそれほど高くないのですが、やはり二分脊椎症の患者さんや腰部脊柱管狭窄の患者さんなど、脊髄の病気がある場合によくみられます。とくに末梢神経障害がある患者さんには多いです。ほかには、子宮がんや直腸がんで骨盤の中の手術をして、骨盤内のリンパ節郭清をしている患者さんにもみられます。骨盤内のリンパ節郭清をすると、どうしても膀胱に行く骨盤神経が損傷されます。このことが低コンプライアンス膀胱の原因になるのです。脊柱管狭窄による馬尾神経障害や生まれつきの二分脊椎症、骨盤内手術によるリンパ節郭清に伴って骨盤神経叢が損傷しているような人は、典型的な低コンプライアンス膀胱だと言えます。

子宮がんや直腸がんで放射線をあてた人も低コンプライアンス膀胱になります。これは、放射線の影響によって組織が二次性に線維化し、膀胱が硬くなるからです。

膀胱内圧測定のチェックポイント③ 〜いつまでも尿意を感じない〜

3つ目のパラメータは、低活動膀胱の有無です。低活動膀胱は、正確には排尿筋低活動と言います。先ほど、膀胱が勝手に収縮することを排尿筋過活動と言いました。これと対になるのが排尿筋低活動です。そして、排

尿筋低活動の臨床的な呼び方が低活動膀胱です。となると、低活動膀胱の
カウンターパートが過活動膀胱ですね。整理すると、臨床的な病名が「過
活動膀胱 vs. 低活動膀胱」で、尿流動態的な現象が「排尿筋過活動 vs. 排
尿筋低活動」です。

　排尿筋低活動を考えるには、排尿筋過活動の逆を考えたらいいというこ
とになりますね。つまり、生食を 400 mL 入れても 500 mL 入れても全然
尿意を感じないのです。さらに入れ続けて 600 mL ぐらい入ると、膀胱が
パンパンになります。お腹の上を触ると、膀胱が膨らんでいるのがわかり
ます。それでも本人は、「そういえば、たまってきた気がしますね」との
んびりしている。そして、「おしっこをしてください」と言っても膀胱が
収縮しません。だからおしっこが出ない。あるいは収縮しても非常に弱く
て、ちょろちょろとしかおしっこが出ません。となると、残尿はものすご
い量になります。これが排尿筋低活動です。膀胱の収縮が悪いために起こ
る排尿障害です。

膀胱内圧測定の主なパラメータ

正常な場合の患者の変化・訴え	尿量（mL）	排尿トラブルがある場合の患者の変化・訴え
	50〜100	膀胱の内圧がゆっくり上がる ➡低コンプライアンス膀胱
軽い尿意を感じる（初発尿意）	100〜150	
	150〜200	限界を感じる（最大尿意） ➡排尿筋過活動（過活動膀胱）
	300	軽い尿意を感じる（初発尿意） ➡神経障害、糖尿病
限界を感じる（最大尿意）	300〜400	
膀胱の内圧が上がって排尿する	350〜450	
	400〜500	尿意を感じず、膀胱が収縮しない ➡排尿筋低活動（低活動膀胱）

ウロダイナミクス検査②
尿道内圧測定
～括約筋の働きをチェ～ック！～

　ウロダイナミクス検査の２つ目は尿道内圧測定です。これはその名の通り、尿道の内圧を測る検査です。

　尿道は狭い管です。そして尿道の周りには括約筋があります。括約筋をギュッと締めると尿道が締まります。括約筋を緩めると尿道も緩み、おしっこが出ます。そこで、括約筋が尿道に対してどれぐらい圧力をかけているかを調べようというのが、尿道内圧測定です。

　前立腺肥大症があると、括約筋と前立腺が大きくなって尿道を塞ぎます。これが尿道内の圧力にも表れます。そのため、尿道内圧測定をすると、尿道の閉塞があるかどうかも知ることができます。

　測定には、マイクロチップトランスデューサーという、尿道に差し込む管の周りに、圧力を測ることができる装置が付いた専用の機械を使います。でもマイクロチップトランスデューサーはすごく高級品で、そのうえ、たまにへまをすると壊れてしまう。そうすると一筆書かないといけません。あまり扱いたくない機械です。そのため普通は管を使います。

　話を戻しましょう。尿道内圧測定で使う管は、普通は膀胱内圧測定で使う管と同じです。ただし、膀胱内圧測定の管は先に穴が開いていますが、尿道内圧測定の管は先ではなく横に穴が開いています。使い方は、管が膀胱に入った状態から、ゆっくりゆっくり一定のスピードで抜いていきます。このとき、水を少しずつ入れながら抜きます。管の横に開いた穴が尿道でピタッと塞がれていたら、水は出にくいです。これが尿道内圧が高い状態です。逆に、尿道内圧が低い場所では穴と尿道の間に隙間できるので、わずかな力で水が出ていきます。この仕組みを使って尿道の閉鎖する圧を間

接的に測ろうというのが尿道内圧測定です。

　尿道内圧測定では、最大尿道閉鎖圧という波形データが取れます。その波形の一番高いピークがどのくらいの数値になるかをみることで、括約筋の収縮力がどのくらい保たれているかをみます。

最大尿道閉鎖圧、男女の圧の違い

　最大尿道閉鎖圧にも正常値があります。数値まで覚える必要はありませんが、一般的な傾向は知っておくとよいと思います。まず、女性より男性のほうが閉鎖圧は高いです。女性は出産などによって骨盤底筋が緩みやすいことと、男性に比べて尿道が短いことがその理由です。男は射精したりペニスを勃起させたりするために、括約筋が重要です。男は勢いよく出すために、括約筋の強さが必要なんですね。男性は最大尿道閉鎖圧が 100 cmH$_2$O を超えることもあります。それに対して女性は、普通は 40〜60 cmH$_2$O ぐらいです。女性でこの数値が 30 cmH$_2$O 以下や、さらにひどい場合は 20 cmH$_2$O ぐらいまで落ちてしまうと、腹圧性尿失禁の原因になります。このことから、腹圧性尿失禁の女性で、本当に原因が括約筋の収縮不全なのかを確かめたいときは、尿道内圧測定をすることがあります。

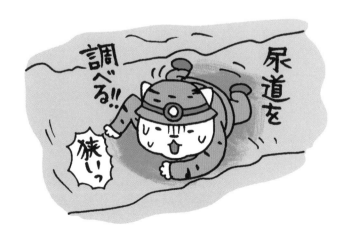

ウロダイナミクス検査③
Leak point pressure 測定
～腹圧性尿失禁の手術に向けたダメ押し検査～

　最初に、「ウロダイナミクス検査は手術に向けた検査として行うことが最近の流れ」と話しました。先ほどの尿道内圧測定で最大尿道閉鎖圧を測るのも、腹圧性尿失禁の手術に向けた検査として行うことが多いです。「括約筋に問題あり」ということを確定させるためですね。これに加えて、「括約筋の収縮がやっぱり落ちている。手術をしよう」という判断をするために行う検査が、leak point pressure 測定です。Leak point pressure は、日本語で「腹圧下漏出時圧」と言います。

　どんな検査かというと、尿道に管を入れた状態で患者さんに咳をしてもらったり、下腹部を押したりします。つまり腹圧をかけるのです。すると女性の尿失禁の患者さんでしたら、ちょろっと尿が出ます。このときの膀胱内圧を測るのです。

どのくらいの腹圧で尿が漏れるのか

　なぜこんなことをするかというと、尿が漏れているときは、尿道の閉鎖圧が膀胱内圧よりも少し低くなります。膀胱を収縮させておしっこを出そうという力のほうが、尿道を締めておしっこを出さないでおこうという力よりも大きいときに起こるのが腹圧性尿失禁です。この現象を実際に観察して、「どのくらいの腹圧が掛かったときに漏れるか」を確認するのが leak point pressure 測定です。ですから先ほど言ったように、腹圧性尿失禁の手術をしたいときには最大尿道閉鎖圧を測って、なおかつこの leak point pressure を測って、「確かに括約筋の働きが落ちているね」ということを確かめます。最大尿道閉鎖圧がだいたい 30 cmH$_2$O 以下だったら、

間違いなく尿道の括約筋機能が低下している「括約筋不全」があるだろうとなります。Leak point pressure だと 60 cmH₂O 以下ぐらいのところで尿が漏れてしまうときには、やはり腹圧性尿失禁の要素があると考えます。

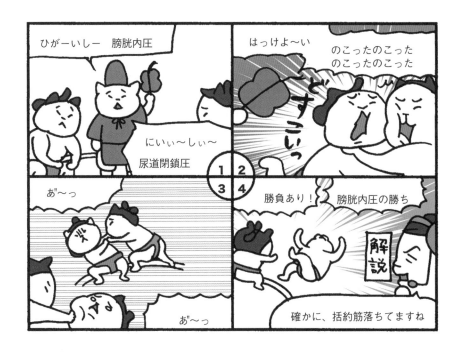

ウロダイナミクス検査④
内圧流量検査
〜前立腺肥大症の手術をする? しない? の判断に活用〜

　膀胱の収縮が悪いと尿の勢いが弱くなります。また、膀胱はきちんと収縮していても、前立腺肥大症などで膀胱の出口部分が閉塞している場合にも尿の勢いは弱くなります。最終的な現象は同じでも、原因が異なるのです。そして、この鑑別を誤ると、誤った治療を行うことになってしまいます。そこで、原因をきっちり調べようということで行われるのが、内圧流量検査（pressure-flow study：PFS）です。

なぜ尿の勢いが悪いのか

　内圧流量検査では、膀胱内圧検査で使う管とは別に、ピッグテールの細い管を一緒に入れます。そのうえでまずは膀胱内圧検査を行い、そちらの検査用の管は抜いてしまいます。すると、膀胱内の水と内圧流量検査用のピッグテールの細い管が残りますね。この状態で便器で排尿させるんです。すると、排尿している最中の膀胱の圧をリアルタイムに測ることができます。これによって、膀胱の収縮は十分あるのだけれども尿の勢いが悪いのか、膀胱の収縮が悪くて尿の勢いが悪いのかがわかるという仕組みです。

　膀胱出口部閉塞による排尿障害だったら、前立腺肥大症の手術をすればよくなります。ところが、低活動膀胱の患者さんだったら、前立腺を取っても排尿障害はあまりよくなりません。原因が違うんですから当然ですよね。そこで、前立腺肥大症の手術をすべきかの鑑別を目的として、内圧尿流検査などのウロダイナミクス検査をしようという考え方になっていました。

　また、昔はなかなか良い薬がありませんでした。そのため、おしっこの出が悪いと、手術をして前立腺を取るしか治療方法がなかったんです。でも、いざ手術をしてみたら、よくなる人とよくならない人がいる。「何で

この人はよくならないんだ?」ということで調べていくと、前立腺が膀胱の出口を塞いでいたわけではなく、膀胱の収縮が悪いから排尿障害が起こっていたことがわかったんです。膀胱の出口が塞がっているかどうかは、慣れてくると内視鏡で見て判断できるようになります。でもこれは、あくまでも主観的なものです。そこで、排尿している最中に本当に閉塞があるのか、閉塞がなくて膀胱の収縮が悪いだけなのか、それを客観的に調べようということで、ウロダイナミクス検査が用いられてきました。

検査の意義

でも、患者さんにとっては嫌な検査ですよね。おちんちんの中に細い管を入れたままおしっこをするんです。排尿中は管をターンさせて、絆創膏とかでペニスにとめておくという、非常に不自然な、不便な状態で排尿をさせるわけです。そのため、普段の排尿をきちんと再現できているのかという疑問が残ります。あと、人が見ているところでこんなことをさせられるわけですし、痛い異物が入っているので、おしっこをするだけでも痛いです。その結果、うまく排尿できないこともよくあります。排尿できないと膀胱の圧は上がりません。そうするとたまにミスリーディングしてしまって、素人の先生は「膀胱の収縮が悪いから排尿できない」と判断してしまいます。しかしこれは誤りです。こんな不自然なことをさせられるからおしっこが出ないわけで、家に帰って誰もいない個室でおしっこをすれば、きちんと膀胱は収縮することもあるのです。知識のない先生が行うと、かえって誤った解釈をしてしまう可能性がある。だから、本当にこの検査が必要なのかという議論がなされています。

ただ、「慣れた上手な先生が行えば非常に再現性もあって、手術で良い結果が出るか出ないかを予測できる。だから有用だ」という意見もあります。僕は不要ではないかと言っているんですけどね。とまあ、このような状況なのですが、専門医ではない先生方は、「手術前にこんな検査をすることもあるんだ」というぐらいでよいと思います。

ウロダイナミクス検査⑤
尿道括約筋筋電図
～尿道と膀胱の協調不全はないか!?～

　おしっこをためているときには、尿道括約筋がグーッと締まることでおしっこを我慢します。排尿するときには括約筋がサイレントになります。これを筋電図で調べる検査が尿道括約筋筋電図です。会陰の部分、男性だと肛門と陰嚢の脇ぐらいにペタッと表面電極を貼って、その状態でおしっこをしてもらったり、おしっこをためながら検査をします。一番すごいのは針を刺します。針を会陰のほうから刺して、尿道括約筋まで針電極を入れて、それで筋電図を取ることもあります。ちなみに35年前の、私の学位論文の一部はそれでした。当時ご協力いただいた患者さんたちには感謝です。この検査は今ではあまりしないので、「こんな検査があるんだ」というぐらいで構いません。

排尿筋括約筋協調不全を調べる

　尿道括約筋電図は、神経障害などで尿道と膀胱の括約筋の協調不全がある場合に行います。膀胱が緩んでいるときは尿道は締まっています。これがおしっこを我慢しているときの状態です。逆に尿道が緩んで膀胱が収縮したら排尿します。つまり尿道括約筋と膀胱の排尿筋というのは、協調運動をしているのです。脳や脊髄の疾患のなかには、この協調運動がうまくいかない「排尿筋括約筋協調不全」という病態があります。尿道括約筋筋電図では、この病態を調べることができます。だから絶対に不要な検査というわけではありません。神経障害のある方、具体的には多発性硬化症や脊髄損傷の患者さん、ひどい頸椎症があって対麻痺で足の動きが悪い患者さんなどでは尿道括約筋筋電図をとります。膀胱は収縮しているけれども尿道が緩まないために排尿ができないという可能性もあるので、それを調べるのです。しかし稀なものです。

ウロダイナミクス検査⑥
ビデオウロダイナミクス
～問題箇所をリアルタイムで画像でチェック～

　ビデオウロダイナミクスとは、前述の膀胱内圧測定などを、膀胱の中に造影剤を入れながら行う検査です。X線の透視で膀胱が膨らんでいる画像を見ながら、膀胱の圧も測れるわけです。排尿してくださいと言うと、ぐっと膀胱が収縮して変形し、尿道が広がって、造影剤がすーっと流れていく実際の排尿の流れをリアルタイムに見ることができます。

　この検査がどういうときに役立つかというと、括約筋が緩まないせいでおしっこが出ない状態のときです。このときに尿道括約筋と排尿筋の強調不全をよく見ると、とくに女性の場合は、膀胱頸部が広がらないでおしっこが出ないケースもあれば、膀胱頸部は広がるけれども尿道括約筋が緩まないせいでおしっこが出ないケースもあります。さらに、膀胱頸部も尿道括約筋も緩むけれども、骨盤底筋の一番最後の部分が緩まないからおしっこが出ないというケースもあります。このように、「どこの広がりが悪いから出ないのか」「どの部分の抵抗が強いから出ないのか」といった情報が、見てわかります。細かくどこが悪いか調べるときには有用だとされています。

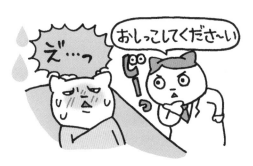

Column

ウロダイナミクス検査の現状
〜基本的にはいらないんじゃない！？〜

　ここまで何度かお話ししてきましたが、ウロダイナミクス検査は行う頻度が低くなってきています。ウロダイナミクス検査は、手術に向けた検査という側面を持ちます。ところが最近では、薬物療法が進歩したことで手術を受けなくても済むケースが増えてきました。結果、ウロダイナミクス検査をする必要がなくなってきたのです。また、検査そのものに侵襲性があるので、できれば行いたくないという事情もあります。

　いま、ウロダイナミクス検査を行うことが多いのは、前立腺肥大症の手術をしなければいけないときです。そして女性の尿失禁に対する手術をするときには、尿道括約筋を補強する手術を行うため、尿道内圧、すなわち尿道括約筋の力をみる検査をします。

　そもそもウロダイナミクス検査をしなくても、「尿意切迫感があって頻尿だったら、それは過活動膀胱だ」と診断できます。今まではウロダイナミクス検査で膀胱が過剰に収縮することを確認しないと、過活動膀胱に抗コリン薬などは使いづらかったですが、現在では、症状だけで診断してよいということが2002年に国際的に認められました。以降、ウロダイナミクス検査を行う頻度が下がってきました。

　僕はこれまでに1,000例ほどのウロダイナミクス検査をしてきましたが、その経験から得た結論は、「ウロダイナミクス検査は不要」というものです。患者さんの症状や尿流測定、排尿日誌、残尿測定などを見せてもらえれば、ウロダイナミクス検査をしなくても十分に情報を得ることができると考えています。もちろん、手術前に確認しておきたいからウロダイナミクス検査を行うという考え方は否定しません。僕も、原因がよくわからないとか、あるいは複合的にいくつかの原因がありそうだとか、何個か可能性はあるけれども、どれが一番の原因なのかがわからないといった場合には行います。でも、件数はごくわずかで、年間10例するかしないかぐらいです。月で言えば1例あるかないかです。

内視鏡検査
～手術前にはこの検査！～

　内視鏡検査には尿道鏡と膀胱鏡があります。まず、尿道を見れば尿道が狭いかどうか、尿道狭窄があるかどうかがわかります。男性の場合は、前立腺肥大症による尿道の閉塞があるかどうかがわかります。前立腺のどの部分が突出して、どういう形で閉塞を起こしているかもわかりますから、手術のときにどういうふうに切除したらよいかというインフォメーションを得ることもできます。このため、手術を予定している場合などには内視鏡検査をすることが多いです。

　次に膀胱についてです。排尿障害が非常に強い場合には、膀胱の肉柱形成といって、膀胱が筋肉隆々になって膀胱壁が肥厚してきます。これを内視鏡検査で見つけることができます。さらにこの状態が高じると、逆に低活動膀胱になっていきます。そうすると膀胱の壁が萎縮して薄くなっていきます。なおかつ膀胱憩室といって、弱い部分が膨らんでしまいます。こういった状態を見つけることもできます。

　6章で間質性膀胱炎について話しますが、この病気は泌尿器科領域で唯一、難病指定されている病気です。この病気についても、内視鏡検査をすると点状出血や間質性膀胱炎に特有のハンナ病変があるかどうかを見ることができます。

　あとは、先ほど言った尿道憩室を見つけるために内視鏡検査が役立ちます。尿道憩室では尿道に憩室があって腔が膨らむのですが、それを見つけることができるのです。このほかにも、膀胱に石があったら頻尿になるし、膀胱にがんがあっても当然頻尿になります。こういったことも内視鏡検査で見つけることができます。

いろいろ見える、さまざまな画像検査

エコー検査

　エコーはすごく大事な検査です。基本的には経腹的エコー検査で、これで残尿が測れます。膀胱の壁そのものをエコーで見て、膀胱の壁が厚いか薄いかを見ることもできます。膀胱の出口部の閉塞があって尿が出にくいような場合には、膀胱の壁が厚くなっていることが多く、男性では過活動膀胱をよく合併します。このように、ある程度は機能的な診断もできますし、膀胱の石や膀胱がんがあるかどうかも、当然見ることができます。

　ほかには、残尿測定と同じように前立腺の体積の測定ができます。縦・横・奥行きという直交する3方向で前立腺のサイズを測って、その3つを掛けて2で割れば、前立腺の体積を出すことができます。残尿測定と同じ要領ですね。残尿測定のところでもお話ししましたが、専用のソフトが入っているエコー装置を使えば、前立腺体積も簡単に測ることができます。なお、前立腺が30 mL以上あれば肥大症と考えられます。

　女性の場合は、腟の中にプローブを入れて尿道や膀胱、あるいは子宮や卵巣などの近くの臓器を見るような、経腟エコー検査もあります。男性も女性も行う検査としては、直腸にプローブを入れて経直腸的にみる検査もあります。これは前立腺がんなどの検査でよく行います。女性の場合には、「経会陰式」といって、会陰にプローブをあててみることがあります。女性の腹圧性尿失禁や、膀胱と尿道のつくる角度などをみるときにこの検査を行います。

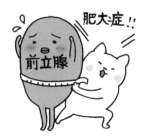

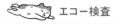 エコー検査

検査の種類	わかること
経腹エコー検査	●残尿の量 ●膀胱の壁の厚さ➡尿が出にくい人は厚くなっている。過活動膀胱を合併することも多い ●結石 ●がん ●前立腺の体積➡ 30 mL 以上で肥大症
経腟エコー検査	●尿道、膀胱、子宮、卵巣など
経直腸エコー検査	●前立腺がん
経会陰式	●女性の腹圧性尿失禁 ●膀胱と尿道のつくる角度

CT 検査、鎖膀胱尿道造影検査

　膀胱より上の部分に何らかの異常が示唆されるときには、造影剤を使ったCT 検査で腎臓や尿管、上部尿路の確認を必要に応じて行います。女性の場合には、鎖膀胱尿道造影という検査を行います。尿道に専用の鎖を入れて尿道の位置がわかるようにして、その状態で膀胱の写真を撮ります。この検査では膀胱瘤があるかどうかがわかったり、尿道と膀胱のつくる角度をみたりすることができます。この角度とは、「後部膀胱尿道角」といって、これが広がって鈍角化し、100°以上あるような場合には腹圧性尿失禁が起こりやすいです。これは、Q-tip テストでみる尿道過可動を、画像でも確認できるということです。

MRI 検査

　男性で前立腺がんが疑われるようなときには、前立腺のMRI 検査を行います。3 テスラという磁力の強いMRI を撮ると、骨盤の一番奥にある前立腺もよく見えます。PSA が高いとき、あるいは直腸診でしこりを触れたとき、がんが疑われるようなとき、あるいは経直腸エコーで前立腺の中に黒い影が見えるときなど、最初の検査で異常が見つかったときには、MRI 画像を撮って前立腺がんをチェックすることがあります。

パッドテスト
〜腹圧性尿失禁はこれで評価！〜

　一般的なのは60分パッドテストです。あらかじめ重さを量っておいたナプキンを当てて、尿が漏れやすい運動を1時間してもらいます。運動にあたっては十分に水分を摂ってもらって、おしっこがたまった状態にしておきます。そのうえでパッドを当て、立ったり座ったり、走ったり、階段の上り下りをしたりと、尿が漏れやすい動作を1時間してもらうのです。それで、パッドの重さがどれだけ増えたかを量ります。こうすれば漏れた量がわかりますよね。

　60分パッドテストの結果、増加分が2g以下だったら尿漏れはほとんどなしとします。2〜5gだったら軽い尿失禁あり、5〜10gだったら中等症、10〜50mLだったら高度・重症とします。50mL以上漏れていたら、極めて重症・極めて高度です。

　パッドテストは女性の腹圧性尿失禁の評価方法で、とくに手術前などに行います。24時間パッドを当てて尿漏れを測定するという方法もあるのですが、一般的には、この60分テストのほうが多く行われていると思います。

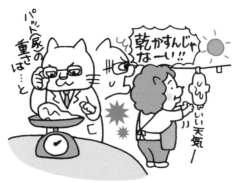

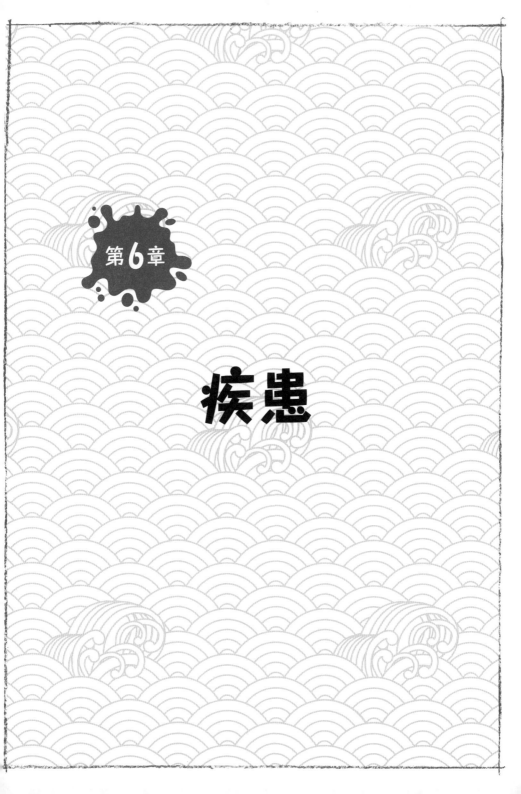

第6章

疾患

過活動膀胱
～患者数は推定 1,000 万人以上！～

　過活動膀胱は、2002 年に国際的に定義された症状症候群です。「我慢しがたい急に起こる強い尿意切迫感があって、そのために起こる頻尿な状態」と定義されています。過活動膀胱の患者さんの半数以上は、トイレが間に合わなくて尿を漏らす切迫性尿失禁を合併していると言われています。診断にあたってはまず、尿意切迫感や頻尿、尿失禁など、過活動膀胱の症状と類似する症状をもつ器質的な疾患（細菌性膀胱炎や間質性膀胱炎、膀胱結石、膀胱がんなど）を除外します。そのうえで、「ほかに原因が考えられない」という状態になったとき、過活動膀胱と診断します。

　患者数については、2002 年から 2003 年にかけて日本で唯一の大規模な疫学調査が行われました。40 歳以上の日本の健康な男女 4,000 人以上を調べたデータに基づくと、過活動膀胱だと想定される潜在的な患者数は、調査対象の 12.4％でした。当時、この数字から考えると日本では 810 万人ぐらいの過活動膀胱患者がいるだろうと言われました。その後十数年が経って高齢者層が増え、現在では 1,000 万人以上が過活動膀胱に該当すると言われています。

　しかしながら、実際に病院に行って診察を受けている人はごく一部です。調査が行われた当時で診察を受けている人は 8％ぐらいでした。今は多少増えていますが、それでもせいぜい 1～2 割だと言って間違いないと思います。とくに女性の受診が少なく、これは羞恥心と泌尿器科は敷居が高いこと、年のせいだと諦めていることが原因だと思います。一方、男性は診察を受けているケースが比較的多いです。この後お話しするように、前立腺肥大症の患者さんの約 50％は過活動膀胱を合併します。男性は年をとるとおしっこが出にくくなり、トイレが近くなることを、ある意味で自然

のことと受け止めています。だから泌尿器科に行くことをそれほど恥ずかしいこととは捉えていません。女性の診察・治療が進んでいないことが課題の一つです。

診断のポイントは尿意切迫感の有無。検尿とエコーも活用を

過活動膀胱の診断にあたっては、尿意切迫感があるかどうかを聞くことが大事です。尿意切迫感は、「我慢していてだんだん強くなる強い尿意とは異なる、病的な感覚」と定義されています。その特徴は、「突然起こる」「予測困難」「実際に漏らしてしまうぐらい我慢できない」です。過活動膀胱の目安としてよく用いられるのは、「何かをしている最中に、やっていることを中断してでもトイレに行かないと収まらない状態」です。この状態に当てはまる人は尿意切迫感があると言え、過活動膀胱だと考えます。逆に言えば、おしっこをしたくなっても、「もう少し我慢して、いまやっていることが終わってからトイレに行こう」と言える人は過活動膀胱ではありません。

症状の聞き取りから過活動膀胱は診断できるのですが、そのほかには検尿も行います。検尿からは、膀胱がんや膀胱炎を見つけることができます。血尿があれば膀胱がんが疑われ、白血球の多い膿尿であれば膀胱炎が疑われます。膀胱結石でも血尿や膿尿が出ます。こういった除外が必要な器質的疾患を見つけることができるので、検尿を行うのです。

あとは、腹部エコー検査ぐらいは行うと考えておくとよいでしょう。経腹エコーでいいですから、プライマリ・ケアを行う人であっても、膀胱と腎臓、男性であれば前立腺も見ておくとよいでしょう。

さらに言うなら、残尿測定までしておくと非常によいです。過活動膀胱であっても残尿測定を行うことは、治療を実施するうえで非常に重要です。7章の「治療」で詳しく説明しますが、過活動膀胱は、最初に抗コリン薬かβ_3作動薬で治療します。抗コリン薬は排尿障害が出る可能性があるので、残尿測定はしておいたほうがよいのです。

OABSS を使えば４つの質問で簡単に症状を把握できる！

　症状を聴取するときは、まず、先ほどお話ししたような尿意切迫感についてたずねます。それで十分なのですが、よりしっかりと症状を見極めたいということであれば、国際的にバリデーションが済んでいる症状質問票を使うとよいでしょう。一番簡便なものとしては、日本では過活動膀胱症状スコア（OABSS）が用いられています（4章 p56 参照）。

　OABSS は４つの質問で構成されており、それぞれに質問にポイントが設けられています。尿意切迫感についてたずねる質問で２ポイントを超え、その他の質問で１ポイントでもあれば合計３ポイント以上になり、このとき、過活動膀胱と診断できます。ポイントによって、軽症、中等症、重症と分類することもできます。

過活動膀胱は本当にあるのか？

「過活動膀胱は本当にあるのか？」という議論があります。僕は、いわゆる過活動膀胱とされる症状を引き起こすのは、尿道に原因があると考えています。シンプルに考えてみると、加齢とともに「過活動」つまり"ハイパー"になる臓器なんて本当にあるのでしょうか。例えば、年を取ると足腰は弱くなり、目はピンボケになり、消化管の動きは低下して便秘になります。記憶力も運動反射も低下しますよね。つまり「低活動」になるわけです。

確かに頻尿にはなりますが、これは尿道を締めて排尿を我慢する尿道括約筋の機能が「低活動」になったために、相対的にあたかも膀胱が「過活動」になったように見えるためではないでしょうか。ですので、過活動膀胱とは実は、"低活動尿道"であるというのが僕の持論です。尿意切迫感は、尿道がコントロールしている部分が多分にあります。そして、年を取ると尿道が緩んできます。意識しているときはギューッと締められるけど、ふと気を抜くと尿道も緩んでしまう。これは肛門も同じで、年を取るとちょっとした拍子で肛門が緩み、おならをプッとしてしまうことがあります。このように、加齢に伴って尿道の筋肉量が減り、締める力が弱まった結果、「我慢できない！」という切迫感をもたらしていると僕は睨んでいます。つまり、尿道のサルコペニアですね。それが過活動膀胱の本当の姿だと考えています。

では、なぜこのような誤解を生みやすい病名が誕生したのでしょうか。これにはおそらく、「抗コリン薬」の存在が関係していると、天邪鬼の私は睨んでいます。つまり、膀胱の収縮を抑える「抗コリン薬」を第一選択薬にするのに違和感のない「過活動膀胱」という病名が、欧米の排尿障害研究の権威とされる先生方から提唱されたのではないか。その陰には製薬会社の思惑も見え隠れするような気もしますが、当局が掴んだ証拠はありませんのでコメントは差し控えます。おそらくはそのような明らかな力というよりは、なんとなくそういう方向で話をまとめると八方丸く収まる的な雰囲気があったのではないかと、「和を以て貴しとなす」日本人である私は推察します。もちろん「抗コリン薬」はよく効きます。

尿失禁の御三家、
切迫性、腹圧性、混合性

切迫性尿失禁

　尿失禁にはいくつかの種類があります。前項でお話しした過活動膀胱で起こる尿失禁が切迫性尿失禁です。切迫性尿失禁以外で一番多いのは腹圧性尿失禁です。これは女性に多いです。切迫性尿失禁と腹圧性尿失禁が合併していることが少なからずあり、これを混合性尿失禁といいます。

　基本的に、尿失禁は女性のほうが多いです。女性は尿道が短く、尿道の後ろに腟があって、出産すると骨盤底筋群が緩み、その影響で尿道も緩みます。こういったことから女性は頻尿や尿失禁が多くなります。逆に男性は前立腺があるので、年とともに尿が出にくくなります。頻尿にもなるけど、どちらかと言えば出にくくなるのが男性です。

　疫学調査のデータについては、第2章（「腹圧性尿失禁＋切迫性尿失禁＝混合性尿失禁」）をご覧ください。混合性は腹圧性と切迫性の両方の要素をもっていますから、純粋な腹圧性の人と合わせると、腹圧性尿失禁の要素をもっている人は10人中8人いるということでしたね。調査から、純粋な切迫性尿失禁の人は2割で、意外と少なかったことがわかりました。

　このことを知っていると、女性の尿失禁患者をみるときの注意点がわかります。過活動膀胱の女性患者さんがいると、すぐに薬を出そうと思うかもしれませんが、咳やくしゃみなどで漏れる腹圧性尿失禁が残ってしまうことがあるのです。この場合、過活動膀胱の薬を増やしたとしてもよくはなりません。こういった患者さんは、泌尿器科に紹介してもらえれば、20～30分の手術で腹圧性尿失禁をぴたりと治すことができます。

　手術を検討するような尿失禁患者さんに対しては、台上診を行います。咳やくしゃみで尿漏れがあって、骨盤底筋訓練や薬を使った保存的治療で

十分な効果がなければ台上診で詳しく診察します。本当は最初から台上診を行うべきなんですが、恥ずかしいと言ってクリニックに行くことを避けてしまう女性もいると思います。尿失禁を訴える患者さんすべてに台上診が必要なわけではありません。「咳、くしゃみで漏れる尿漏れがあるときは台上診」と考えておくとよいでしょう。

　台上診では、ストレステストやQ-tipテストをするということを、第4章（女性の理学的所見②　〜Q-tipテストと咳テスト〈ストレステスト〉〜）でお話ししました。このほかに、骨盤臓器脱の有無も台上診で確認しておきます。

機能性尿失禁

　機能性尿失禁は、身体機能やADL、体の動き、精神機能の障害が原因になって起こる尿失禁で、第2章p32（機能性尿失禁）でお話ししました。

　機能性尿失禁は治しづらいです。もちろん切迫性尿失禁などの要素が絡んでいれば過活動膀胱の治療をしますけれども、骨盤底筋訓練をすること自体が大変ですし、ましてや手術が適応にならないこともあります。そういった難しさをもつのが機能性尿失禁です。

溢流性尿失禁

　溢流性尿失禁は、第2章p27（溢流性尿失禁）でお話ししましたが、圧倒的に男性に多い尿失禁でしたね。名前の通り溢れて流れ出す尿失禁で、これは基本的には高度な排尿障害がベースにある人のみに起こる尿失禁です。高度な排尿障害の代表的なものは前立腺肥大症です。前立腺肥大症があって、ほとんど尿閉と言えるような人が溢流性尿失禁になります。

　溢流性尿失禁の診断には、著明な排尿障害があるかどうかを尿流測定や残尿測定でみます。前立腺肥大症などの高度な排尿障害、重症の糖尿病患者などが溢流性尿失禁の原因になるのでした。

　ほかにも、子宮がんや直腸がんなど骨盤内の悪性腫瘍の手術をすると、リンパ節郭清が必要となり、リンパ節郭清をすると、骨盤神経叢という膀胱にいく神経ネットワークを切除しますので、膀胱の働きが悪くなるとい

うお話もしました。いわゆる低活動膀胱ですね。そのために残尿が増えて
溢流性尿失禁になることがあります。これは腰部脊柱管狭窄症で歩行障害
がある人も同じでした。骨盤神経叢が障害されるのと同じで、膀胱を収縮
させる仙骨神経機能が悪くなるので排尿がうまくできないようになり、残
尿が増えすぎて溢れ出してしまいます。

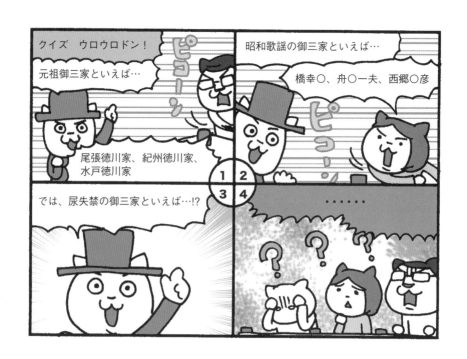

前立腺肥大症
〜年とともに発症率が上昇。半数の患者さんは過活動膀胱を合併する〜

　前立腺は男性の生殖器で、精液の一部を作る臓器です。精巣で作られた精子は精管を通って射精管へ運ばれていき、精子と精嚢の分泌液とが混ざって精液となります。前立腺液は精液の約4割を構成しています。なぜか前立腺は年とともにだんだん大きくなっていきます。もちろん大きくならない人もいますが、多くの人で前立腺は大きくなります。

　組織学的に肥大がある人の割合は、年齢とパーセントの数字がほぼ同じと言われています。60代だったら60%、70代だったら70%、80代なら80%です。そのぐらいの頻度で、程度の差はあっても前立腺が肥大してくるのです。

　前立腺の中には尿道が通っているので、前立腺が大きくなってくると尿道が圧迫され、その結果、尿の出が悪くなります。これが前立腺肥大症の本態であり、排尿症状や排尿後症状を引き起こすのです。前立腺肥大症は、二次的に蓄尿症状を引き起こすということもお話ししました。著明な場合

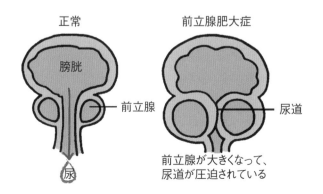

正常　　　　　　　　前立腺肥大症

膀胱

前立腺　　　　　　　尿道

尿

前立腺が大きくなって、尿道が圧迫されている

には過活動膀胱の原因となり、尿意切迫感による頻尿を伴っていれば「前立腺肥大症に伴った過活動膀胱」と診断されます。前立腺肥大症の約50％の患者さんが該当するとされています。

腹部エコー検査で診断を。質問票も活用できる

　診断にあたっては、「尿の出が悪い」「トイレが近い」という訴えがカギになります。これらを訴える患者さんに対しては、残尿測定だけでなく、腹部エコー検査で前立腺体積の測定も行います。普通、前立腺は15〜20mL ぐらいなので、30 mL あったら肥大症、40 mL 以上あったら立派な肥大症、50 mL や 60 mL 以上あったら、どこに出しても恥ずかしくない前立腺肥大症です。もっとしっかりと診断したい場合は、第4章（国際前立腺症状スコア〈IPSS〉）でお話しした IPSS を使うことをおすすめします。

 前立腺肥大症の診断フロー

①問診	注意すべき訴え：尿の出が悪い、トイレが近い
▼	
②残尿測定	
▼	
③腹部エコー	前立腺の体積：30 mL 以上で肥大症
▼	
④質問票（IPSS）	過活動膀胱についてたずねる OABSS の併用もおすすめ

骨盤臓器脱
～臓器が腟から出てくる、女性にだけ起こる疾患～

　前立腺肥大症とは逆に、骨盤臓器脱は女性にしかありません。骨盤臓器脱とは、体の中のものが腟から出てきてしまうこと、文字通り、骨盤内の臓器が脱出してくることです。

膀胱瘤

　骨盤臓器脱には3つのタイプがあることを第4章（p62 女性の理学的所見③～骨盤臓器脱の評価～）でお話ししました。

　まず1つ目は、膀胱が出てきてしまうタイプです。原因は腟の前の壁が弱くなることです。膀胱が出てしまうことを「膀胱脱」と呼ぶ医師もいますが、これは誤った病名です。正しい病名は「膀胱瘤」です。「脱」とは、内臓がでんぐり返った状態で出てくることです。ですから本当の膀胱脱なら、尿道から膀胱がシャツを裏返したみたいになって出てくるはずです。腟がゆるゆるになっている年配の女性で、稀に本当に膀胱脱になる人がいます。でもそんなことはめったにありません。だから「膀胱脱」と呼ばれているものはたいてい、膀胱瘤です。

直腸瘤

　2つ目のタイプは直腸瘤です。仕組みは膀胱瘤と同じで、腟の壁が弱くなっていることで起こります。直腸が腟の後ろの壁を押す力に対して、壁が耐えきれなくなった結果、直腸が腟外に突出するのです。膀胱脱はめったにないと言いましたが、直腸脱は結構あります。直腸脱とは、いわゆる「脱肛」です。肛門は尿道よりも大きいので出やすいのです。脱肛は、肛門がでんぐり返って粘膜が外に出てしまっている状態です。

子宮脱

　3つ目のタイプは子宮脱です。子宮は、腟のてっぺん部分にあります。ですからその部分が弱くなってくると子宮が落ちて外に出てきます。これが子宮脱です。子宮頸部そのものが外に出てきますから、子宮瘤とは言わず子宮脱と言います。

腟断端脱

　これらの代表的な3つのタイプに加えて4つ目として挙げるならば、「腟断端脱」というものがあります。子宮筋腫や子宮がんなどで、子宮を取ってしまうことがありますが、子宮脱の人も子宮を取ることがあります。そういう場合には、取った後の腟断端がでんぐり返って外に出てきてしまいます。子宮がないから起こる腟断端脱では、膀胱が出てくることもありますし、直腸が出てくることもあります。小腸などのお腹の中の臓器が出てくることもあります。ですからヘルニアと同じです。鼠径ヘルニアなどがあるでしょう。腟断端脱で腟の外に風船玉のように膨らんでいる中に、小腸がヘルニアのように脱腸状態になっていることも決して少なくありません。こういったことも起こり得るのです。

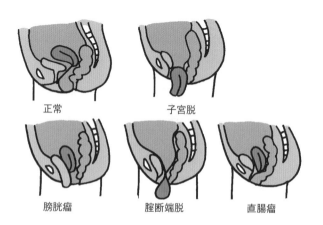

正常　　　子宮脱　　　膀胱瘤　　　腟断端脱　　　直腸瘤

軽症では尿漏れと頻尿、重症化すると排尿症状が現れる

　骨盤臓器脱を発症する頻度は非常に高いです。前述した腹圧性尿失禁の患者さんぐらいいると言われています。アメリカでは、生涯のうちに尿失禁、あるいは骨盤臓器脱の手術をする女性は1割にのぼると言われています。日本ではきちんとしたデータはありませんが、女性のうち数パーセントは腟から物が下がって出てきていることを感じているのではないでしょうか。この数字は、僕たちが診察していて感じる数字です。患者さんに診察台に上がってもらい、腟の前の壁が下がって軽い膀胱瘤を認めたときに「腟から物が下がって出ている感じはしますか？」とたずねると、だいたいこれぐらいの割合で「日頃から感じていた」と答えます。でも、もっとたくさんの人が骨盤臓器脱だという論文もあります。そういった論文では、無症候性、つまり無自覚で軽症のものを含めると1〜2割の女性が骨盤臓器脱だとしています。とくに出産歴のある人では、大なり小なり症状があり、なかには手術が必要な人もいます。

　骨盤臓器脱になって膀胱が下がり、外に出てしまうと、排尿に影響が出ます。まず初めに頻尿になります。過活動膀胱に類似した切迫感や頻尿が出てくるのです。脱がさらに進んで膀胱が本当に外に出てしまうぐらいになると、今度はおしっこが出にくくなります。軽い脱のときには尿漏れが多く、重症になるに従って排尿症状が前面に出てくるというのが骨盤臓器脱の一つの特徴です。極度に重症の子宮脱になると、子宮が常時外に出ていて、手で子宮を腟内に戻さないといけないぐらいのことがあります。こういったケースではおしっこが出ないという状態にもなり得ますし、溢流性尿失禁になることもあります。とはいえこれは少数の重症例です。普通は頻尿と尿漏れがあって、腹圧性尿失禁や切迫性尿失禁を伴います。

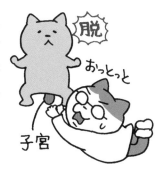

間質性膀胱炎
〜頻尿と膀胱の痛みが典型的症状。「気持ち悪い」という訴えも〜

　間質性膀胱炎は、少し前までは稀な疾患と言われていました。きちんとみることができるようになった現在では状況は改善してきましたが、それでも、見逃されて潜在する患者さんはかなり多いのではないかと言われています。

　間質性膀胱炎は、基本的には女性に多い疾患です。少し前までは、男女比は1：9と言われていましたが、最近は男性も増えています。これは、慢性前立腺炎という病名で診断されていた男性のかなりの部分が、実は間質性膀胱炎であることが見逃されていたためです。よって、男性でも決して稀な病気ではありません。とはいえ、女性に多い疾患であることは間違いありません。現在考えられている男女比は、1：4〜5ぐらいです。

　病気の原因はいまだによくわかっていません。典型的な症状は膀胱痛です。尿がたまるにつれて膀胱が痛くなります。そのため、間質性膀胱炎になると頻尿になります。間質性膀胱炎では間質に炎症が起こっていますから、膀胱が引き伸ばされるだけで痛みます。だからトイレに行かざるを得ません。しかしこれは、尿意切迫感でトイレに行きたいのとは違います。

　膀胱痛が典型的な症状なのですが、患者さんに「痛いですか？」と聞くと「痛くない」と答える方が多いです。むしろ、「気持ち悪い」と答えます。不快感があるのです。これは、胃潰瘍を想像するとわかるかもしれません。重症の胃潰瘍では胃がキリキリと痛みますが、軽度のときは胃が重いような感じがします。「なんなく気持ちが悪い」という感覚です。あれと同じだと僕は思っています。気持ちが悪くてトイレに何度も行くことになるので、意識から膀胱が離れてくれない。それが典型的な間質性膀胱炎

間質性膀胱炎患者の主な訴え・症状

- 膀胱痛
- 頻尿
- 不快感（気持ちの悪さ）
- 尿意亢進

の症状です。おしっこを我慢できない尿意切迫感があるかどうかも、診断のポイントになります。

　間質性膀胱炎の患者さんのなかには、過活動膀胱と誤って診断されている方も結構います。普通の膀胱炎と診断され、抗菌薬を処方されているケースもあります。男性の場合は慢性前立腺炎と誤診されていることもあります。ですから、わかっている患者数以上に、実際はもっと多くの患者さんがいるのではないかと言われています。

ハンナ病変を伴う場合は難病指定。「膀胱痛症候群」という考え方も広がる

　間質性膀胱炎の患者さんの膀胱の中を内視鏡で見ると、ハンナ病変という粘膜のびらんが見られることがあります。こういう病変を伴っている患者さんは重症で、「ハンナ病変を伴う間質性膀胱炎」あるいは「ハンナ型間質性膀胱炎」と呼びます。これに強い膀胱痛が伴っていれば、厚生労働省に指定されている難病です。重症のハンナ型間質性膀胱炎と診断がつけば、難病指定を受けて保険診療上の優遇措置を受けることができます。

　軽症の人やハンナ病変を伴わない間質性膀胱炎の人は、膀胱の中に水を入れて膨らませる検査をすると、膀胱壁からポツポツと出血します。この後、膀胱の水を抜いて膀胱圧を下げながら観察を続けると、今度はサーッと、まるで夏の夜空に花火が開いてサラサラと消えていくような出血がみられます。これを「五月雨状出血（点状出血）」と言います。こういったハンナ病変を伴わない間質性膀胱炎を「軽い間質性膀胱炎」と呼んでいます。最近、海外では「膀胱痛症候群」という言葉で呼ぶことも増えています。

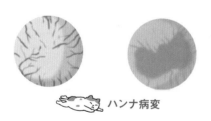

ハンナ病変

　今お話しした点状出血は、以前は間質性膀胱炎に特徴的な所見と言われていました。ところが高齢者の場合、間質性膀胱炎ではなくても、膀胱に水をたっぷり入れると点状出血が見られることがわかりました。ですから、点状出血は本当に間質性膀胱炎に特異な所見なのかという疑問が出てきたのです。現在では、点状出血を間質性膀胱炎の判断基準にするという考え自体がナンセンスだという意見が増えてきています。

　この流れを受け、以前は『間質性膀胱炎診療ガイドライン』と題されていたガイドラインが、2019年からは『間質性膀胱炎・膀胱痛症候群診療ガイドライン』と名前が改められました。新しいガイドラインでは、対象を軽い間質性膀胱炎の人だけでなく、症状的には間質性膀胱炎と同じだけれど、膀胱鏡の所見がない人にまで広げています。そういった人たちから腰部脊柱管狭窄症やヘルペス、帯状疱疹などの下腹部の痛みを除外していき、それでもどうしても膀胱を痛がる人を間質性膀胱炎・膀胱痛症候群としてまとめて考えるようになりました。

　この変更の背景には、患者の"難民化"という問題があります。間質性膀胱炎は診断をつけにくい病気です。膀胱鏡の所見がないからと診断をしないと、治療が始まらないのです。それならば、「間質性膀胱炎かどうかはわからないけど、とにかく膀胱が痛い状態」と考えるようにしたのがこの変更です。広い概念で捉えることでより多くの患者さんをカバーし、難民化させないことがこの変更の目的の一つです。

夜間頻尿
〜排尿トラブルのなかで頻度も困り具合も No.1〜

　夜間頻尿は排尿のトラブルのなかで最も頻度の高いトラブルです。QOL への影響も大きく、患者さんに「一番困る症状はどれですか？」とたずねると、不動の 1 位は夜間頻尿です。患者さんの男女比は同じぐらいです。

　高齢になると、ほぼみんな夜間に 1 回以上起きてトイレに行きます。夜に 1 回もトイレに行かないという人はほとんどいません。3 回以上起きてトイレに行くという重症の人もいます。夜間頻尿の定義は、「床に就いて朝起きるまでの間に、一度でも排尿のために睡眠が中断されてトイレに行かないといけない状態」です。ですから夜に 1 回でもトイレに行ったら夜間頻尿になるのですが、QOL の調査などをしてみると、2〜3 回以上起きると困窮を訴えることが多いです。僕も 2021 年 1 月で還暦を迎えました。たまに夜起きます。4 時や 4 時半に目が覚めることがあります。疫学調査のデータを見ても、50 代後半からは、平均すると夜 1 回は起きてトイレに行くようになります。

　夜間頻尿がなぜ排尿トラブルのなかでも一番多いかというと、原因が二重、三重にあるからです。ここまでお話ししてきた疾患は、加齢であったり病気であったりと原因はさまざまですが、突き詰めると尿道と膀胱の加齢現象ということができます。ところが夜間頻尿は、尿道と膀胱の加齢現象に加えて、体の他の部分で加齢現象が起こったことも原因になります。1 人の患者さんに、2 つも 3 つも原因が重なるのが夜間頻尿なのです。だから重症化しやすいし、頻度も高くなりますし、患者さんの裾野も広くなるのです。

「ためられない」「作りすぎ」「眠れない」が夜間頻尿の原因

　夜間頻尿の原因は、大きく分けて3つあります。

　1つ目は蓄尿症状です。つまり、尿をうまくためられないようになるのです。代表的な疾患は過活動膀胱、前立腺肥大症、間質性膀胱炎です。これらの疾患の結果として膀胱が小さくなると、おしっこの回数を増やさざるを得ません。例えば夜におしっこを400〜500 mL作っているとすると、普通はすべてのおしっこを膀胱にためておくことができます。ところが200 mLしかためられないとしたら、おしっこに2回行く必要があります。100 mLしかためられないとしたら4回ですよね。このように、蓄尿症状が夜間頻尿の原因になります。こういったケースでは、排尿トラブルの治療をすることで、ある程度症状を改善することができます。

　2つ目の原因は、多尿、あるいは夜間多尿です。多尿とは1日を通じておしっこが過剰に作られることです。対する夜間多尿は、1日に作られる量は正常なのに、夜だけ過剰におしっこが作られることです。

　3つ目の原因は睡眠障害です。眠り自体が浅いので、軽い尿意で目が覚めてしまいます。不眠症や年を取って眠りが浅くなることが夜間頻尿を招くのです。睡眠障害について一番見落としてはいけないのが、睡眠時無呼吸症候群（sleep apnea syndrome：SAS）です。呼吸が止まって目が覚めて、そのときに「そういえばおしっこをしたいな」となってトイレに行くのです。こういった人たちは、睡眠障害の治療をすれば夜間頻尿が改善するケースもあります。

加齢とともに衰える、「夜はおしっこを作るな!」の指令

　2つ目の原因である多尿と夜間多尿についてもう少し詳しくみていきましょう。

　基本的に、人は年を取ると夜間多尿になります。年を取ると昼間に作るおしっこの量が減って、夜にたくさん作るようになるのです。ここには、ホルモンの働きが関係していると言われています。私たちの体には、バソプレシンという抗利尿ホルモンがあります。バソプレシンは脳の視床下部

で作られ、下垂体の後葉を経由して分泌されています。バソプレシンの分泌量には日内変動があり、通常は夜間に多く分泌されますが、加齢とともに夜間に分泌される量が減っていきます。

　抗利尿ホルモンということは、おしっこを作ることを抑えるホルモンということです。なぜこのような「おしっこを作らせないホルモン」があるかというと、人間をはじめとした陸上で生活する生き物にとって、体の中に水分

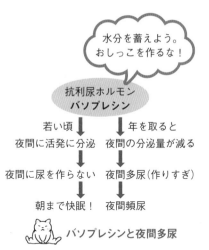

水分を蓄えよう。
おしっこを作るな！

抗利尿ホルモン
バソプレシン

若い頃	年を取ると
夜間に活発に分泌	夜間の分泌量が減る
↓	↓
夜間に尿を作らない	夜間多尿（作りすぎ）
↓	↓
朝まで快眠！	夜間頻尿

バソプレシンと夜間多尿

を維持しておくことは非常に重要だからです。極端な例ですが、ラクダのように背中に水を入れたタンクを背負っている生き物までいるんです。むやみにおしっこを作って排尿していては、体から水分が失われてしまいます。そのコントロールをするのがバソプレシンなのです。そこで、考えてみてください。夜間はある意味で断食状態ですよね。もちろん水分も摂りません。それなのにやたらとおしっこを作って排尿していては脱水になってしまいます。だから夜間にバソプレシンを多く分泌し、おしっこがあまり作られないようにしているのです。ところが年とともに、夜にバソプレシンが分泌されないようになっていく。するとおしっこが作られてしまい、夜間多尿、そして夜間頻尿になっていくのです。

　このように、お年寄りは水分を維持する機能が低下しています。夏場などに「お年寄りはしっかり水分を摂って脱水にならないようしましょう」というのはこのためです。ただ、水を飲みすぎて夜間頻尿になっている人も結構います。また、水分をたくさん摂ると抗利尿ホルモンは出ません。バランスが難しいところです。

血液の巡りが悪くなると夜間頻尿になることも

　通常の水分摂取で、昼間にはあまりおしっこが出ず、夜になるとおしっ

この量が増えて夜間頻尿になるケースもあります。この原因の１つは重力です。日中は下半身に水がたまり、夜、横になると心臓や腎臓に水が戻ってくることが関係しています。

　心臓は、ANPという利尿ペプチドを分泌しています。水分が下半身にたまっていて心臓にはあまり届いていない昼間には、心臓は水分が足りていないと考え、おしっこを出させるANPの分泌を抑えます。それが夜になって横になり、心臓に水が届くようになると、心臓は「水分が余っている」と認識します。その結果、ANPが分泌され、おしっこが促されるのです。これは血管や心臓の機能とも関係しています。血液を体中に巡らせる機能が衰えると、こういった現象が起こりやすくなります。年を取ると「足がむくむ」というのも、血液を巡らせる機能の低下が原因です。きっと、夜間のおしっこも近くなっているはずです。出産を経験した女性や妊娠中の女性は、リンパ液の戻りが悪くなり、足の静脈にある静脈弁がうまく機能せず、静脈瘤ができたりします。こういった人も血液の巡りが悪く、夜間頻尿になりやすいです。加齢によって女性ホルモンの分泌が減ると血管が老化しますので、このことも夜間頻尿の原因になります。

多尿の原因 No.1 は水分の摂り過ぎ

　１日に出るおしっこ全体のうち、夜間に出る量が33％を超えると夜間多尿と定義します。これは、夜間、つまり眠る時間を８時間と設定しているからです。24時間のうちの８時間、すなわち３分の１だから、おしっこの量もそれを超えると「多い」となるわけですね。先ほどバソプレシンという抗利尿ホルモンの話をしました。若いうちはこれが夜間に出ているので、おしっこも抑えられます。ですから若者の場合は、夜間の尿量が１日の総量の20％を超えると夜間多尿とします。

　多尿の定義は、１日尿量が「体重×40 mL」以上です。体重60 kgの人でしたら2,400 mLを超えると多尿ですね。多尿の原因として一番多いのは、水の飲み過ぎです。「なんでこんなにおしっこが出るのかわからない！」という患者さんがたまにいますが、原因のほとんどは水の飲み過ぎ

です。「そんなことはない！」と言い張られますが、いいえ、飲んでいます。最近は「血液がサラサラになるから」といって、水をたくさん飲むお年寄りが多いです。先ほど少しお話ししましたが、脱水を防ぐために水分の摂取が勧められていますが、こういったことが多尿を招くこともありますので注意が必要です。

　稀なケースですが、尿崩症という病気も多尿の原因になります。尿崩症は、生まれつき抗利尿ホルモンの分泌が悪い病気です。この病気では、強いのどの渇きがあるため水を大量に飲んで大量におしっこが出ます。抗利尿ホルモンの分泌が悪いことで引き起こされるこの尿崩症は、「中枢性尿崩症」とも呼ばれます。視床下部に問題があるために発症する疾患だからです。それに対して、腎性尿崩症という病気もあります。腎性尿崩症では、抗利尿ホルモンであるバソプレシンはきちんと分泌されています。ところが、腎臓で水を再吸収するメカニズムが悪くなってしまうのです。腎臓では血液から濾し取った尿の元となる「原尿」から、99％ほどの水分を吸収したうえで膀胱へ送っています。そのメカニズムが機能しなくなるから、大量の原尿が膀胱へ送られます。よって多尿になる、これが腎性尿崩症です。水の飲み過ぎ以外に原因となる病気はこの2つが代表的ですが、どちらも非常に稀な病気になります。

　むしろ実臨床で多く遭遇する多尿の原因は、コントロールの悪い糖尿病です。コントロールが悪いと高血糖となり、尿量が増えて喉が乾きます。だから水を飲み、さらに多尿になります。非電解質性の浸透圧利尿といって、余分な糖を排泄するために一緒に水分が引っ張っていかれるから起こ

 多尿・夜間多尿の定義

● **多尿とは**
1日の尿量が体重×40 mL 以上
● **夜間多尿とは**
夜間の尿量が1日の尿量の33％以上
若者の場合は20％以上

 体重 60 kg の高齢者の場合
● 1日の尿量が 2,400 mL 以上で多尿
● 夜間の尿量が 800 mL 以上で夜間多尿

ります。そうやっておしっこになって体の水分が奪われるから喉が乾く、すると水を飲む、そしてさらにおしっこがたくさん出る、このサイクルになるのです。ひどい人だと、水ではなく甘いものを飲みます。するとますます血糖値が上がって、とんでもないことになって救急車でかつぎこまれます。ケトアシドーシスになって、糖尿病性の昏睡に陥り脱水になる人もいます。

膀胱は水の備蓄タンク？

　私たちは朝、起きたらご飯を食べます。そこで得た水分は膀胱へたどり着き、ある程度の量がたまると排出されます。この仕組みは、一種の「備蓄」だと僕は考えています。「今は余分な水分だけど、もしかしたら必要になるときが来るかもしれない。そのときま 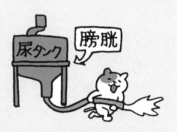 で、一時的に保管しておこう」という、非常時に向けた役割を担うのが膀胱なのです。このことは近年の研究でも明らかになりつつあります。どういうことかというと、膀胱が水分を吸収する働きをもっていることがわかってきたのです。水分の吸収という点では、腎臓が有名です。腎臓の糸球体では血液のろ過が行われており、濾し取られた液体である「原尿」が、1日に約100L作られています。原尿はその後、尿細管で水分を吸収されます。そうやって出来上がる尿は、1日1～1.5Lになります。実に99%の水分が腎臓の尿細管で再吸収されているのです。これと同じように、水分を吸収する働きが膀胱にもあると考えられているのです。だから備蓄タンクとして、いざというときは体へ水分を届けることができるのです。でなければ、そもそも膀胱は不要のはずです。加齢とともに膀胱の働きが低下するということは、この吸収する働きも落ちる可能性が指摘されています。結果、尿として排出するしかなく、「年を取るとおしっこが近い」という現象につながると考えられているのです。

睡眠時無呼吸症候群はなぜ夜間頻尿を引き起こすのか？

　睡眠時無呼吸症候群（SAS）は、単に夜間に目が覚めてしまっておしっこに行きたくなるだけでなく、夜間多尿も引き起こしています。つまり、夜間頻尿の原因のうち、「眠れない」「作りすぎ」の2つを招いているのです。

　そもそも呼吸とは、横隔膜の動きによって肺が膨らんだり縮んだりする、その動きによって行われています。心臓や肺が入った胸腔に、横隔膜が下がることで陰圧がかかり、その圧力で肺が膨らみます。逆に横隔膜が上がると肺は縮みます。トレッキングなどで山にお菓子を持っていったときに、標高が上がると袋が膨らみますよね、あれと同じ仕組みです。

　SASの人は気道が舌根で塞がれています。この状態で横隔膜が下がって胸腔に陰圧がかかっても、肺は膨らむことができません。でも陰圧はかかったままです。すると、肺のかわりに心臓が膨らんでしまいます。心拡大が起こるのです。これはいわば、うっ血性心不全のような状態です。心臓に余分な水分が行き過ぎ、溺れてアップアップしているのと似た状態なのです。となると、心臓は「水を排出しろ」という指令を出します。つまり利尿ペプチドを分泌するのです。この結果、おしっこが大量に作られ、多尿、そして夜間頻尿へとつながっていきます。

　ですのでSASの人は、その疾患自体をきちんと治療すると夜間頻尿がかなり改善します。空気を送り込むためのCPAP用マスクをつけて寝ると、4〜5回だった夜のトイレが1回になったりします。見落としがちですが、夜間頻尿の原因として、SASは重要です。

尿道括約筋は排尿開始のゲートキーパー？

　おしっこをためたり出したりする主役は膀胱だと考えられがちです。でも、本当にそうなのでしょうか？　むしろ僕は、尿道こそが主役だと考えています。排尿を開始したり、途中で止めたり、あるいは「まだおしっこをするな」と我慢したりというコントロールは、尿道が行っているのです。それを確かめるために、男性の肛門に超音波のプローブを入れ、排尿時の膀胱、前立腺、尿道を観察してみました。すると、前立腺の上部にフタのようなものがあり、それがダイナミックに動いていることがわかりました。イメージ的には、嚥下を司る喉の咽頭のようなものです。その動きを尿道がコントロールしているのです。女性でも、経腟エコーで排尿時の動きを観察しました。すると、男性の前立腺とまったく同じ動きを尿道がしていることが観察されました。これはやはり、排尿のコントロールは尿道が行い、しかも自分の意思で締めたり緩めたりできていると言わざるを得ません。

　嚥下の例を挙げましたが、飲み込むときに使っている筋肉は随意筋です。自分でコントロールすることができます。そこから筋肉の組織がグラデーションのように徐々に不随意筋と混ざり合っていき、食道や胃、腸になると完全に不随意筋になります。尿道と膀胱の関係もこれと同じなのです。尿道は自分で締めたり緩めたりすることができます。その刺激を受けて、反射的に膀胱が広がったり縮んだりするのです。このことは、「過活動膀胱は、低活動尿道の影絵を見ているようなもの」という話につながります。尿道を締めたり緩めたりするコントロールがうまくできない低活動尿道になると、我慢できないほどの尿意に襲われたり、頻繁にトイレに行かなければならなくなります。すなわち尿意切迫感や頻尿といった、過活動膀胱の症状が現れるのです。年を取るとおしっこを漏らしてしまったり、出が悪くなるのも、尿道をコントロールする力が加齢によって衰えたからと言えるでしょう。

第7章

治療
生活指導・行動療法・
薬物療法

生活指導
～頻尿には水分摂取量の指導を。ベジタリアンは要注意～

　生活指導の対象となるのは主に蓄尿症状のある患者さんです。尿の出が悪い人、すなわち排尿症状のある人すべてに対して生活指導が役立つかというと、必ずしもそうではありません。でも、蓄尿症状に対してはかなりの効果が期待できます。具体的には、頻尿、尿失禁、そして過活動膀胱の人には生活指導が役立ちます。

　頻尿の人がおしっこの量まで増えてしまうと、ますます回数が増えてしまいます。つまり多尿を避けなければいけない。となるとまず行うべきことは、水分摂取量を抑えることです。頻尿の人で水を飲み過ぎているようであれば、飲水の指導（制限）を行いましょう。

　1日の尿量が「体重×40 mL」を超えると多尿、すなわちおしっこが多過ぎます。体重が60 kgの人だと、2,400 mL以上で多尿です。多尿が頻尿の大きな原因であることは6章で説明しました。ですので、多尿の人や、それに近い尿量の人は飲水制限を行うと非常に効果的です。

　1日の尿量は1,500 mLが適正だとされています。普通に1日3回の食

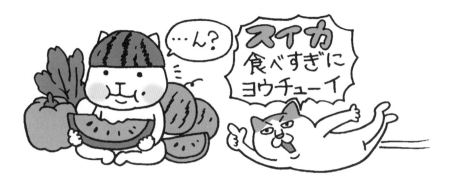

事を取る人の場合、尿量がだいたい 1,500 mL になると言われています。水分摂取の内訳を見ると、3 回の食事で 1,000 mL ぐらい、加えて食事以外のお茶などで 1,000～1,500 mL 摂取されます。よって、合計の水分摂取量は 2,000～2,500 mL です。この数字だけを見ると摂取量のほうが多いのですが、私たちは吐く息や汗（不感蒸泄）、あとは大便からも水分を放出しています。その量がおよそ 1,000 mL です。尿量と合計すると、排出量がちょうど摂取量と釣り合うのです。というわけで、「食事以外に 1,000～1,500 mL」というのが適切な水分摂取の目安です。頻尿の人に生活指導をする場合には、この数字を覚えておくとよいでしょう。

　また、ベジタリアンの人はもっと水分摂取を控えるべきです。これは野菜に含まれる水分量が意外と多いからです。「スイカを食べるのが三度の飯より好きだ」という人も同様ですね（そんな人いるか？ 笑）。患者さんのなかには、お水はさほど飲んでいないのに頻尿だという人がいます。こういう人が排尿日誌をつけてみると、多尿のことがあります。そして話を聞いてみれば、ベジタリアンだったということがよくあります。ベジタリアンの人は結構いますからね、こういうことも考慮しながら水分の過剰摂取をチェックし、是正を図るとよいでしょう。

　このほかには、カフェインとアルコールの摂取を是正することも頻尿の治療になります。いずれも利尿作用がありますよね。これらを控えることで、尿量が減ります。

主な生活指導

- 適切な水分摂取：食事以外に 1,000～1,500 mL の水分摂取が適切
- カフェイン、アルコールの摂取を抑制
- 減量：体重の 4～5%の減量で効果あり
- 適度な運動
- 便通を整える
- 禁煙
- なるべく体を冷やさない
- 同じ姿勢を取り続けない

減量は推奨グレードA。とくに女性の頻尿と尿漏れに効果的

　減量も頻尿を改善します。また、尿漏れを改善する効果もあり、とくに女性には効果が大きいです。減量の効果についてはかなり強いエビデンスが示されており、『The New England Journal of Medicine』にも複数の論文が掲載されています。大規模なランダマイズドな臨床試験でも有意差が示されており、その結果、ガイドラインでも推奨グレードAの「強く推奨」となっています。肥満の女性で頻尿や尿漏れに悩んでいる場合は、減量を指導しましょう。

　では、どれぐらい減量すれば効果があるのでしょうか。これは、体重の4〜5％と言われています。意外と少なくていいんです。60kgの人なら3kgぐらい落とせばいいのです。もう少し頑張って4〜5kg痩せればかなりの効果があります。

　それ以外のものでは、まずは適度な運動です。これは、骨盤の中の虚血が過活動膀胱を引き起こしたり、前立腺肥大症が蓄尿症状を引き起こす要因でもあるからです。また、便秘が頻尿や尿漏れに悪影響を及ぼすとも言われているので、便通も整えるとよいでしょう。ただ、これらに関してはエビデンスはあまり確立されていません。推奨グレードもC1ですから、「やるとよいでしょう」というぐらいです。喫煙も同様に、推奨グレードはC1です。排尿トラブルの治療のためにというより、「そもそも健康のためにいいよね」といった感じです。あとは、なるべく冷やさないようにすることや、同じ姿勢を取り続けないようにすることも生活指導による治療になります。

行動療法
～骨盤底筋訓練で尿道の筋力アップ。
7割の人に効果が現れる～

　行動療法で知っておきたいのは、骨盤底筋訓練と膀胱訓練の2つです。
　まず骨盤底筋訓練ですが、これは骨盤底筋を収縮させることによって尿道括約筋の収縮力をリハビリするものです。腹圧性尿失禁に効果がありますし、過活動膀胱にも有効です。6章で、本当は過活動膀胱というものはなくて、尿道の収縮する機能が弱まったことが過活動膀胱の本当の姿だという話をしました。そこのところから考えると、尿道の締める力をリハビリする骨盤底筋訓練は膀胱の機能を回復させ、いわゆる過活動膀胱を改善することができると言えます。

　過活動膀胱に対する骨盤底筋訓練の有効性は、女性でより大きいと言われていますが、男性においても効果があると言われています。この他に、男性の場合は医原性の腹圧性尿失禁に対しても効果があります。具体的には、前立腺全摘除術や前立腺肥大症に対する手術、すなわち経尿道的前立腺切除術（transurethral resection of the prostate：TURP）などを行った後に起こる腹圧性尿失禁に対して有効です。これらの手術で括約筋を少し損傷した場合には、術後に一過性の尿失禁が出ます。こういった場合に骨盤底筋訓練は効果があると言われています。

　骨盤底筋訓練で大事なのは回数です。1日に最低60〜80回は行ってください。できたら100回近くやってもらうといいですね。そうすると、早い方は1ヵ月で一定の効果が出てきます。遅い方でも2〜3ヵ月根気よくやっていると効果が現れます。軽症か中等症ぐらいの頻尿や尿失禁の患者さんであれば、骨盤低筋訓練を行うだけで7割の人が改善すると言われています。

尿道を締め、膀胱の蓄尿機能を回復させる膀胱訓練

　骨盤底筋訓練が筋トレだとすると、膀胱訓練は実践的なスポーツの練習のようなものです。筋トレで鍛えたパワーを利用して、実際に尿意切迫感のような強い尿意を感じたときに、ギューッと尿道を締めます。膀胱と尿道は協調して運動するので、尿道が締まると膀胱が弛緩します。すると尿意が和らぎ、5〜10分ほどトイレに行く時間を先延ばしすることができます。これが膀胱訓練です。

　尿道を締めるのは5秒ほどの間です。ギューッと締める感じです。そうやって尿意を紛らわして他のことをして、また尿意がやって来たら尿道をギューッと締めてということを繰り返していきます。訓練を続けていくと、先延ばしする時間を長くしていくことができます。無理はしなくていいですよ。どうしてもダメだと思えばトイレに行けばいいのです。そうやって訓練を積み重ねていくと、2〜3時間延ばせるようになります。あまり外ではやらないほうがいいですが、家の中など、トイレに行こうと思えばいつでも行ける環境でするようにしましょう。「行こうと思えば行けるんだけど、少し我慢しよう」を繰り返していきます。

　先ほど述べましたが、骨盤低筋訓練は筋トレで、膀胱訓練は実践形式の練習ですから、骨盤底筋訓練と膀胱訓練は二本立てで行います。鉄アレイでパワーを付けて、さらにスクワットでパワーを付けて、ゴルフ練習場でスイングの練習をするというイメージです。そうすると遠くに飛ぶようになりますよね。それと同じです。

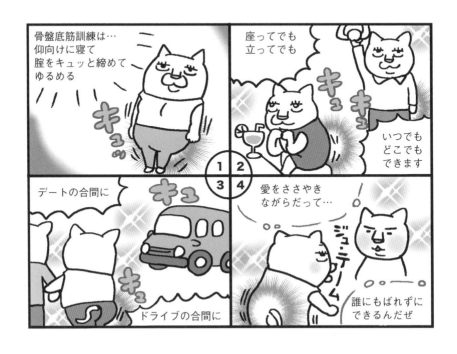

過活動膀胱の薬物療法
～生活指導と行動療法だけでは満足してくれない～

　過活動膀胱の第一選択薬は2つあります。一つは抗コリン薬、もう一つはβ_3作動薬です。この2つの薬を含めた過活動膀胱に対する薬物療法について説明しますが、覚えておいてほしいことは、過活動膀胱の一次療法は生活指導と行動療法だということです。まずはこれらをしっかりとしてください。でも実際のところ、外来に来た患者さんに対して骨盤底筋訓練だけを指導して返すと、そこの病院の評判は悪くなります。「ちゃんと診てくれない」と言われるんですよね。そんな事情もあって、生活指導、行動療法に併用して薬物療法を行うことが一般的です。多くの場合、初診から薬を出します。

第一選択薬①：抗コリン薬 ― 膀胱の収縮をブロックして「出させない」

　アセチルコリンは、受容体と結合することで筋肉を収縮させる働きを持っています。膀胱にもアセチルコリンの受容体があり、膀胱の受容体にアセチルコリンが結合すると膀胱が収縮します。つまり排尿が起こります。この仕組みを止めるのが抗コリン薬です。アセチルコリンをブロックするから抗コリン薬です。ブロックすることによって膀胱を収縮させず、その結果として排尿も止めるという薬です。

　日本で用いられている抗コリン薬はいくつか種類があります。ほとんどが経口タイプの薬ですが、経皮吸収製剤である貼るタイプの薬もあります。

　抗コリン薬は効果が期待でき、使った患者さんの7割ぐらいは頻尿、尿失禁、過活動膀胱が改善すると言われています。

抗コリン薬の2大副作用

　ただ、代表的な副作用に口の中が乾くというのがあります。口内乾燥で

抗コリン薬

働く仕組み	膀胱の収縮を止めることで排尿を止める
主な対象疾患	頻尿、尿失禁、過活動膀胱
副作用	●口内乾燥：水の過剰摂取に注意する ●便秘 ●認知機能への影響：高齢者への使用には要注意
課題	口内乾燥の影響でアドヒアランスが悪い

すね。水が足りず、脱水になって喉が渇くわけではなく、唾液の分泌を抑える作用によって喉・口が渇くのです。アセチルコリンはもともと、唾液の分泌を促す作用を持っています。抗コリン薬はアセチルコリンの働きを抑えるので、それに伴って唾液の分泌も抑えられるのです。その結果、口が乾きます。水分が足りなくて喉が渇くことを口渇と言い、英語では thirsty と言います。抗コリン薬による口の乾きはそれとは違うので、thirsty ではなく dry mouth（口内乾燥）と言います。決して喉が乾いているわけではないので、水をがぶがぶ飲む必要はありません。でもたまに勘違いをして水をいっぱい飲んでしまう患者さんもいるので注意が必要です。

　過活動膀胱になる患者さんはお年寄りが多いです。僕もそうですが、年を取ると乾燥するんですよね。皮膚がかさついてパサパサ…、口の中も乾きます。そういった人が抗コリン薬を飲むと、口の中の乾燥がさらに強くなってしまいます。その結果、服薬を続けられないという患者さんも少なからずいます。つまり抗コリン薬の服薬アドヒアランスは必ずしもよくないということです。1年にわたって抗コリン薬を飲み続けられる人は1割だと言われています。ここが抗コリン薬の課題です。

　抗コリン薬は、強くはないものの腸の働きも抑えます。そのため便秘になることがあります。口内乾燥と便秘が抗コリン薬の2大副作用と言われています。

最も心配な副作用、それは認知機能への影響

　その他の副作用として、近年危惧されているのが認知機能への影響です。とくに高齢者の場合、すでに認知機能が低下しているところに抗コリン薬が入ると、眠気や記憶力の低下、判断力の低下など認知機能の低下が加速する懸念があります。このことから最近、高齢者に対する抗コリン薬の使用への注意喚起が厚生労働省や日本老年医学会などから出されました。過活動膀胱の治療に用いる抗コリン薬もその対象になっていますから、高齢者に使うときは注意が必要です。

　抗コリン薬にはいくつかの種類があるという話をしましたが、高齢者への投与という点では、新しいタイプのものを選ぶと影響は少ないでしょう。そのうえで、投与中は認知機能への影響や日中の眠気の有無を確認するようにします。

　認知機能への影響に加えて、口内乾燥や便秘といった副作用は、貼るタイプの抗コリン薬であれば症状を少し軽減することができます。これは、薬の成分が消化管から吸収されて体の中を駆け巡るのと、皮膚から徐々に吸収されて肝臓へ運ばれるのとでは、代謝経路が違うからです。経口摂取によって腸管から吸収すると、血中濃度は一気に上がってその後ストンと落ちます。このピーク時に眠気や認知機能への影響など、いろいろな副作用が出ると言われています。貼るタイプではゆっくりと持続的に吸収されていき、血中濃度のピークも低くなるため、副作用が少なくなると考えられています。こういった仕組みの違いから、経皮吸収製剤の抗コリン薬が開発されました。とはいえ、程度の差はあるものの貼るタイプも副作用は出ます。そのことを忘れてはいけません。あと、緑内障の人にも抗コリン薬を使うことはできませんので覚えておくとよいでしょう。

第一選択薬②：β_3作動薬 ── 膀胱を緩めて「ためさせる」

　過活動膀胱に対するもう一つの第一選択薬はβ_3作動薬です。最近では抗コリン薬よりもβ_3作動薬のほうが人気が高まっています。というのも、β_3作動薬は口内乾燥がほとんどないからです。認知機能への影響につい

β₃作動薬

働く仕組み	●膀胱を弛緩させることで尿を溜められるようにし、排尿を止める
主な対象疾患	過活動膀胱
副作用	稀に頻脈が起こる
抗コリン薬との違い	●口内乾燥と便秘が起こりにくい ●理論的には、認知機能へ影響しないと言われている

ても、エビデンスはまだ十分ではありませんが、理論的には起こりにくいと言われています。便秘については、「β₃作動薬は口内乾燥も便秘も少ない」と十把一絡げに説明されていることもあるのですが、実際には「少ないものの、それなりにはある」と思ってください。ですから、「抗コリン薬よりは少ない」というのが正しい説明になります。いずれにしても、こういったメリットがあることから抗コリン薬よりも使われることが増えてきました。

　効果については、抗コリン薬のほうが若干ですが大きいのではないかという意見があります。最近のメタ解析などの論文を見ると、日本で使うことができる2種類のβ₃作動薬のうちの一つであるミラベグロンは、抗コリン薬と同等の効果だとされています。効果がほぼ同等で、抗コリン薬特有の副作用がない、あるいはあったとしても少ないことから、β₃作動薬の使用が増えてきているのです。

　もちろん、β₃作動薬にまったく副作用がないのかというと、そんなことはありません。β₃作動薬とはその名の通り、交感神経のβ受容体の3番に選択性のある作動薬です。そのため、交感神経があるような場所、心臓や血管、気管支などでは多少の影響が出ます。

ここで少し受容体について考えてみましょう

　交感神経にはα受容体とβ受容体があります。α受容体は刺激を受けると平滑筋などが収縮します。血管にある受容体はαなので、刺激を受けると血管が収縮して血圧が上がります。ちなみに尿道にある受容体もαです。

夫婦喧嘩をして興奮すると、お父さんは顔が青くなるでしょう？　あれは、アドレナリンによってα受容体が刺激された結果、血管が収縮して赤みが引いているのです。興奮したら毛が逆立ちますよね。猫は起こるとミャーと威嚇しながら毛を逆立てます。あれは自分を大きく見せるためなのですが、アドレナリンによってα受容体が刺激を受け、毛根にある平滑筋が収縮した結果として起こっている現象です。いわゆるマウントを取っているのですね。

　アドレナリンは興奮したとき、すなわち戦闘モードに入ったときに分泌されています。心臓がドキドキするのも、血液の流れをよくして戦えるようにするためです。手に汗をかくのは、逃げるときに滑ってはいけませんから、グリップ力アップが目的です。手につばをペッペッとつける手油と同じ意味です。こんなふうに、交感神経は非常にうまくできているのです。

　α受容体は平滑筋を収縮させる働きがありますが、β受容体はそれとは逆に、平滑筋を弛緩させる働きがあります。β受容体のある場所は、まずは心臓です。心臓のβ受容体が刺激されると、脈が少し速くなったり、拍出量が増えたりします。アドレナリンが出ているということは敵と戦おうとしているのですから、全身にしっかりと血を送って、言ってみれば総動員態勢を作ろうとしているのです。

　β受容体が一番多くあるのは気管支です。気管支のβ受容体が刺激を受けると、気管支が広がります。この性質を活用したのがぜんそくの治療薬です。ぜんそくは気管支が縮んでしまい苦しくなります。そこで気管支のβ受容体を刺激し、気管支を広げるのです。

　アドレナリンで気管支が広がるのも、やはり戦闘モードだからです。息が切れていては戦えませんから、気管支を広げてしっかりと呼吸しようとするのです。これは、排気量の小さい車がターボエンジンをつけてパワーアップするようなものですね。ターボは圧縮した空気をエンジンに送り込んで燃焼効率を上げる装置です。これと同じようなことをβ受容体が行っているのです。

　α受容体を刺激するのも、β受容体を刺激するのも、どちらもアドレナリンです。まったく同じ物質なのに、α受容体を介したら平滑筋を収縮させるし、β受容体を介したら逆に平滑筋を弛緩させる。まったく異なる2つの機能を持っているところが、アドレナリンのおもしろいところです。

おしっこは余裕のあるときに

　さて、膀胱についてです。膀胱にもβ受容体が多くあります。これも戦闘モードのことを考えると理由が見えてきます。敵と戦うときや敵から逃げるときに、おしっこをしている場合じゃないですよね。だから膀胱を膨らませて「今はおしっこをしてる場合じゃないぞ」と体自身が判断しているんだと、僕は思っています。ボーッとして、暇なときっておしっこに行きたくなりませんか？　あれは、「今は余裕があるから、おしっこをしておこう」と体が考えているように思います。吊り橋を渡るときや、バンジージャンプをするときにおしっこがしたくなる人っていませんよね。本当の緊張状態、危機的状態になると尿意はもよおしません。これは、緊張によって分泌されたアドレナリンがβ受容体に作用し、膀胱を弛緩させておしっこをたくさんためられるようにしているからです。

　ここまでの話を聞くと、「過活動膀胱を治療しようと思っているのに、気管支まで広がってしまっては大変だ」と思う人もいるでしょう。そこで登場するのが、β₃の「3」の部分です。

　β受容体にはβ₁、β₂、β₃という3種類の受容体があります。心臓や気管支にはβ₁やβ₂が多く分布しています。対する膀胱には、β₃が多いです。この特性を活かして、β₃受容体にだけ作用する薬を作れば、膀胱だけを狙い撃ちして効果を発揮し、気管支や心臓には影響が少ない薬になるはずです。そうやって開発されたのがβ₃作動薬です。実際、β₃作動薬を用いると、脈はほんのわずか速くなるだけでたいした影響はありません。そういったことから、β₃作動薬が使われることが増えています。

　少し話がそれますが、3種類のβ受容体の分布に着目し、膀胱に選択的に働く薬というアイデアを最初に提唱して研究したのは日本の医師です。

ほぼ同時期に、3人の医師が提唱しました。そして、それらの医師の意見に基づいて日本の製薬企業であるアステラス製薬が開発したのがミラベグロンです。過活動膀胱の薬は世界に先駆けて日本で発売され、現在も世界でトップシェアを占めています。実はこの領域は日本の得意分野なのです。後ほど説明する前立腺肥大症に用いる α_1 遮断薬も、アステラス製薬が最初に作りました。それぐらい日本の基礎研究は進んでいて、製薬会社もさまざまな薬を実用化しているのです。

最後に抗コリン薬と β_3 作動薬のおさらいを

　最後に抗コリン薬と β_3 作動薬をまとめて整理しておきましょう。過活動膀胱の人は、膀胱がヒクヒクして過度に収縮してしまいやすい状態になっています。それをブロックし、膀胱を収縮させないことで頻尿や尿漏れを改善するのが抗コリン薬です。β_3 作動薬は、膀胱を緩めてあげることで尿をためる機能を回復させます。どちらも、「できるだけ膀胱を大きくしておしっこをたくさんためられるように」という狙いは同じですが、そこへ向けたアプローチが異なると言えます。また、どちらの薬もしっかりとした効果があるのですが、過活動膀胱の症状がきつくてどちらか一方の薬で満足する効果まで至らなかったときには、もう一方の薬を後追いで使うこともあります。2つの薬を併用するのです。ただしこの場合は排尿障害が増悪する危険性がありますので、残尿測定などでチェックしながら行います。そのため、併用療法は専門医が行うことが一般的です。

女性ホルモンの投与が過活動膀胱を改善することもある

　その他の薬としては、漢方薬の牛車腎気丸が用いられることがあります。過活動膀胱に対してある程度の効果はあると言われているのですが、限定

 過活動膀胱に用いるその他の薬

● 牛車腎気丸
● エストロゲン：過活動膀胱の治療目的ではなく、更年期障害やGSMの人で再発する膀胱炎の治療目的に用いる。経口よりも経腟投与が推奨されている。

的でもあります。ですから推奨グレードは、「使ってもよい」のC1です。

　女性ホルモンであるエストロジェンを用いると、女性の場合は過活動膀胱が多少よくなると言われています。こちらも推奨グレードはC-1です。ただしエストロゲンは、過活動膀胱の治療を目的として使うことは推奨されていません。更年期障害の症状がある人や腟の乾きをはじめとした閉経関連泌尿生殖器症候群（genitourinary syndrome of menopause：GSM）の人は、頻尿や尿漏れ、再発する膀胱炎を合併しやすいです。そういった人にエストロゲンを使うと、過活動膀胱の症状も一緒に改善するといわれています。

　しかしエストロゲンを飲むと、血栓ができやすくなるリスクがあります。乳がんや子宮がんなど婦人科系のがんのある人は、がんへの影響が出て病気が進行する可能性もあります。そこで、飲むエストロゲンよりも腟の中に入れるエストロゲンのほうがよいと言われています。

　推奨グレードの話が出ましたので、抗コリン薬とβ_3作動薬の推奨グレードも紹介しておきます。これら2つは効果に関する明確なエビデンスが認められており、両者とも「強く推奨される」のAです。ただ、古いタイプの抗コリン薬である経口薬のオキシブチニンは認知機能への影響が懸念されています。そのことから、最新の『女性下部尿路症状診療ガイドライン』（第2版、2019年）ではBへと格下げされました。抗コリン薬を使う場合は新しいタイプのものを使うとよいでしょう。

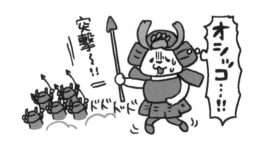

前立腺肥大症の薬物療法
～前立腺に多く分布しているのはα_{1A}とα_{1D}～

α_1遮断薬 ― 元祖はタムスロシン、過活動膀胱ぎみな患者さんにはナフトピジル、排尿を促すならシロドシン

　前立腺肥大症に薬物療法を行う際の第一選択薬は、α_1遮断薬です。最近ではこれに加えて、PDE5阻害薬という薬も第一選択薬となりました。

　前述しましたが、αは交感神経の受容体のことです。α受容体にはα_1受容体とα_2受容体があり、α_1受容体にはα_{1A}、α_{1B}、α_{1D}という3つのサブタイプがあります。前立腺に多く分布しているのはα_{1A}とα_{1D}で、α_{1B}は血管に多く分布しています。こういった分布の違いが、薬の効果や副作用に関係していきます。

　ここではα_{1A}とα_{1D}をメインにお話ししていきますが、本題に入る前に、α_{1B}についても考えておきましょう。α_{1B}は血管に多く分布しますから、α_{1B}を刺激すると血管が収縮して血圧が上がります。逆に、α_{1B}の選択性が高い遮断薬を使うと、血管が広がって血圧が下がります。つまりα_1遮断薬には、今から説明する前立腺肥大症に対する薬以外に、降圧作用を持った薬もあるということです。このように同じα_1遮断薬というカテゴ

代表的なα_1遮断薬

種類	特長	射精機能への影響
タムスロシン	前立腺肥大症治療薬の元祖。血圧が下がりにくいので高齢者も安心して使える	中
ナフトピジル	尿道と膀胱を弛緩させる作用に強み。過活動膀胱の症状を緩和したい患者さんに用いる	小
シロドシン	前立腺部尿道を緩めて広げる作用に強み。排尿をスムーズにしたい患者さんに用いる	大

リーの中でも違った働きが生まれるのは、α_{1A}、α_{1B}、α_{1D}というサブタイプがある結果です。

世界で最も有名なタムスロシン

　日本で使うことができる前立腺肥大症用のα_1遮断薬は、タムスロシン、ナフトピジル、シロドシンという3種類が代表的です。最初に開発されたのはタムスロシンで、アステラス製薬が世界に先駆けて開発しました。タムスロシンはα_{1A}とα_{1D}に対して親和性が高く、一方、α_{1B}への親和性は抑えてあります。つまり、血圧があまり下がらないため、高齢者も安心して使うことができます。当然、推奨グレードはAです。世界で最も売れていたα_1遮断薬で、最近ではジェネリックになって何種類も出ています。

膀胱をリラックスさせたいときはナフトピジル

　2つ目のナフトピジルは、α_{1D}の選択性が高いです。α_{1A}受容体とα_{1D}受容体は前立腺に多く分布するのでナフトピジルは前立腺に対して働くことができるのですが、加えて、α_{1D}受容体は尿道と膀胱にも分布しています。これは、ナフトピジルが尿道と膀胱に対しても作用し、弛緩させる働きを持っていることを意味します。

　前立腺肥大症では、大きくなった前立腺がおしくらまんじゅうのように四方八方から尿道を押しつぶして狭くしています。ナフトピジルは尿道をリラックスさせて広げてくれるので、排尿がスムーズになります。また膀胱にあるα_{1D}受容体を遮断することで、膀胱の過剰な収縮を抑えるとされています。このことから、ナフトピジルは過活動膀胱にも効果があると言われています。ですから、前立腺肥大症の患者さんのなかでも過活動膀胱の症状がある人にはナフトピジルを用います。また、過活動膀胱では通常は第一選択薬は抗コリン薬なのですが、前立腺肥大症を伴っている場合にはナフトピジルなどのα_1遮断薬を使います。

ダントツ一位はシロドシン

　3つ目のシロドシンは、α_{1A}の選択性をとくに高めた薬です。研究の進

展に伴って、α_{1A}受容体が前立腺と尿道にたくさんあることがわかって
きました。そこを狙い撃ちするウルトラセレクティブの薬として開発され
たのがシロドシンなのです。ナフトピジルは、前立腺肥大症で尿の出の悪
さもさることながら、過活動膀胱で蓄尿症状が強く出ている人を対象にし
ています。対するシロドシンは、膀胱にはあまり働かないけど、かわりに
前立腺部尿道に目一杯働きかけようという薬です。前立腺部尿道を緩めて
広げることに全精力を傾けているような薬なので、とにかく尿の出が悪く
て困っている人、例えば尿閉になってしまった人や管を入れて出したこと
があるような人に対して大きな効果を持ちます。尿閉の解除率や残尿の減
少率は、3つのα_1遮断薬のなかでもシロドシンが一番のように思います。

　ここまでの話を整理しておきましょう。前立腺肥大症にはα_1遮断薬を
使います。α_1遮断薬の元祖はタムスロシンです。α_{1A}受容体への親和性
が高いシロドシンは、おしっこの出をよくしますから排尿をスムーズにし
たいならシロドシンです。出の悪さもさることながら、過活動膀胱の症状
が強い人には、α_{1D}受容体への親和性が高いナフトピジルを使います。元
祖のタムスロシンは、これら2つの薬の中間的な存在です。

α_1遮断薬① — 頻尿が残る場合はβ_3作動薬を併用。稀に血圧低下が起こる

　α_1遮断薬を飲むと、7～8割の方は排尿がスムーズになります。頻尿も
少し和らぎますが、半分ぐらいの方は頻尿が残ります。前立腺肥大症では、
約半数の患者さんが過活動膀胱を合併しているので、約半数の人には頻尿
の改善効果が弱いのです。こういう場合にはβ_3作動薬を併用します。あ
るいは、頻尿が重症なときには、排尿障害が起こらないことを慎重に確認
しながら抗コリン薬を併用します。

　副作用の一つは血圧の低下です。α_1受容体のサブタイプの分布につい
て話しましたが、人間の体はオールオアナッシングではありません。α_{1A}
が多く分布する前立腺にもα_{1D}は少し分布しています。同じように、α_{1B}
が多く分布している血管にもα_{1A}やα_{1D}は分布しています。そのため、

前立腺や膀胱をターゲットにした薬であっても、血管に影響してしまうことがあるのです。それが、血管の拡張が引き起こす血圧の低下です。症状としては立ちくらみやふわーっとするめまい、起立性低血圧、日中の眠気があります。これらの症状は、まさに α_1 遮断薬が交感神経を"遮断"した結果です。「やるぞ！」というのではなく、ぼよーんとしてくるのです。

　ただ、どの薬も選択性をすごく高めています。意図しない α_{1B} 受容体を刺激しないようにしているのです。よって、血管への副作用は非常に少ないです。

α_1 遮断薬② ― 射精障害のリスクあり。性機能に配慮する場合は PDE5 阻害薬で代用を

　もう一つ忘れてはいけない副作用があります。それは、射精障害が起こるということです。

　α_1 遮断薬は、前立腺部尿道や前立腺そのものの平滑筋を緩めることで排尿をスムーズにします。前立腺は、精液を出す働きもしており、この筋肉が緩むので射精という現象がなくなります。

　昔は、尿道が広がってしまっているから、ビュッと出た精液が前に飛ばないで膀胱のほうに逆流する「逆行性射精」と説明されていました。射精とは、尿道から外にビュッと精液が出ることを言います。それに対して、精液が前立腺の中から尿道に出てくることを射出と言います。最近の研究では、α_1 遮断薬を使うと、その射出自体がなくなることがわかってきました。つまり逆行性射精で精液が逆流するから射精しないのではなく、尿道に精液自体が出てこなくなるのです。ですから、射出障害による射精障害が起こっていると言えます。

　射精障害が最も現れるのは、α_{1A} の選択性が高いシロドシンです。α_{1D} に作用するナフトピジルは、3つの α_1 遮断薬のなかでは射精障害が一番少なく、タムスロシンはちょうど中間ぐらいです。

　この後お話ししますが、PDE5 阻害薬が出てくる前は、過活動膀胱の症状が強くて比較的若く、まだ性機能が大事だという中年男性の場合にはナ

フトピジルが重宝されていました。射精障害が起こりにくく、過活動膀胱の症状もよくなるからです。おじいちゃんになって、「セックスのことはどうでもいい。おちんちんはおしっこをするだけの竿だ。だからとにかくおしっこが出るようにしたい。でも手術はいやだ」という患者さんにはシロドシンを使います。こういう棲み分けがあったのです。

　でも、PDE5 阻害薬が誕生したことで状況は変わりました。PDE5 阻害薬は、それ自体が ED の治療薬でもあります。だから射精障害は起こりません。それどころか勃起能力はむしろよくなります。こういった性質をPDE5 阻害薬が持つわけですから、ナフトピジルの「射精障害が起こりにくい」というセールスポイントは随分とトーンダウンしました。さらに追い打ちをかけるように β_3 作動薬が登場したことで、過活動膀胱へ作用するという立ち位置も危うくなりました。新薬の登場というのはこのように、従来の薬の立ち位置を一気に変えてしまうこともあるのです。

PDE5 阻害薬 — ルーツはバイアグラ®!? 筋肉の弛緩と血行促進の仕組みを応用して開発

　PDE5 阻害薬は、一酸化窒素（NO）と平滑筋との関係に関する研究から生まれた薬です。平滑筋は、NO の作用を介して弛緩することがわかりました。これを見つけた人はノーベル賞を受賞しました。それぐらい画期的な発見なのです。さらに、酵素の一種である PDE5 を阻害すると、NOによる平滑筋の弛緩作用が増強することがわりました。そうやって生まれたのが PDE5 阻害薬です。ですから PDE5 阻害薬は、平滑筋を弛緩させる薬ということができます。

　この働きを活用して開発されたのがバイアグラ®（シルデナフィルクエン酸塩）です。前立腺肥大症に使う PDE5 阻害薬は、実はバイアグラ®をはじめとした ED 治療薬から生まれてきました。ここからは、その経緯も含めて前立腺肥大症に用いる PDE5 阻害薬についてみていきます。知っておくと、患者さんの症状や要望に応じた薬の使い分けに役立ちます。

　ED 治療薬の代名詞的存在といえばバイアグラ®です。バイアグラ®は、

開発された当初に血管が弛緩して血の巡りがよくなることがわかっていました。そのため、高血圧治療薬として開発されていました。ところが思ったほど血圧を下げる効果が生まれませんでした。いっぽうで、副作用としておちんちんが勃起することがわかりました。陰茎の海綿体も血管のスポンジみたいなものですから、そこが充血することがわかったのです。この性質を活かして、ED治療薬として誕生したのがバイアグラ®です。その後、第2のED治療薬としてレビトラ®（バルデナフィル塩酸塩）、さらに第3のED治療薬であるシアリス®（タダラフィル）が誕生しました。これら3つのED治療薬は、いずれもPDE5阻害薬です。

3つのED治療薬、それぞれの特長 ― タダラフィルのただならないセールスポイント

まず、バイアグラ®は何と言っても元祖ED治療薬です。認知度など、先行者としての強みがあります。

ただ、バイアグラ®は食事の後に飲むと効果が少し落ちるという弱点がありました。そこを補ったのが第2のED治療薬であるバルデナフィルです。バルデナフィルは、食事の影響をあまり受けません。食事を取っていようが取っていなかろうが、飲むときちんとおちんちんは勃起しますし、勃起する力もバイアグラ®より強いと言われています。

第3のED治療薬であるタダラフィルは、先行する2つにはないセールスポイントを持っていないと市場に食い込んでいけません。新たなセールスポイントが「むちゃむちゃ勃起する」だったらよかったんでしょうけど、そうはいきませんでした。では何を強みにしたかというと、半減期の長さです。つまり作用する時間が長いのです。

タダラフィルの半減期は、だいたい17.5時間です。24時間たっても血液中に半分以上残っているので、1～2日はしっかり効きます。「金曜日の夕方に飲むと、ウィークエンドはずっと日曜日まで奥さんと仲良くできますよ」といったことをセールスポイントにできたのです。これは先行する2つのED治療薬にはない強みでした。

ED 治療薬は普通、男性は「ここぞ！」というときに飲みます。「今日はそういうことがありそうだ」というときの 2～3 時間前に飲むわけです。でもタイミングが難しいですよね。ところがタダラフィルであれば、飲んでおけばずっと 1 日効いてくれる。「これは便利だ！」というわけで、3 番手ながら ED 治療薬市場に割って入ることができました。

発想の転換

さて、話を泌尿器科に戻しましょう。タダラフィルを服用している患者さんをみていると、前立腺肥大症の症状や頻尿の症状もよくなっていることがわかってきました。考えてみれば、過活動膀胱や前立腺肥大症になると、骨盤の中の血流が悪くなりますが、ED 治療薬は、勃起するぐらい骨盤の中の血の巡りをよくしているのですから、膀胱や尿道の血流もよくなり、機能もある程度回復するのです。また、ED 治療薬は血管を広げているようなものですから、当然、尿道も少し広げてくれます。これは α_1 遮断薬と同じような働きですね。こういったことから「タダラフィルが前立腺肥大症に効果があるかもしれない」という発想が生まれ、臨床試験が行われました。その結果、α_1 遮断薬と少なくとも同等の効果が確認されました。こういう経緯があって、PDE5 阻害薬は保険適用になり、α_1 遮断薬と並ぶ前立腺肥大症の第一選択薬になりました。

α_1 遮断薬と PDE5 阻害薬は、患者さんの状況や治療の目的に応じて使

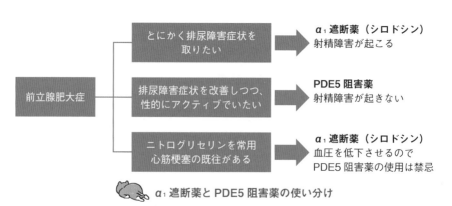

α_1 遮断薬と PDE5 阻害薬の使い分け

い分けをしています。

　まず、「とにかく排尿障害症状をよくしたい」というのであれば、α_1 遮断薬であるシロドシンを用います。ただ、シロドシンは射精障害が起こります。そこで、後期高齢者で「セックスは全然関係がない」という人や、「排尿さえスムーズにいけばいい。お酒を飲んでも尿閉にならなくて、夜もトイレにあまり起きないで済むのが一番」という人を主な対象にします。

　それに対して、射精障害が起こると困るような、性的にまだまだアクティブな人には PDE5 阻害薬を選びます。むしろ、「トイレも近くて夜トイレに 1、2 度起きるし、おしっこの切れも悪い。駅のトイレなどで後ろに人がいると思うと出にくくて困るし、行きたくなると間に合わない感じもある。実は、あっちのほうも弱ってきている」という人には大人気です。おしっこの悩みを解消できるうえに、おちんちんも元気になるからです。

　このように便利な PDE5 阻害薬ですが、ニトログリセリン、すなわち硝酸薬を飲んでいる方や、心筋梗塞の既往がある方には、血圧がさらに下がってしまいますので使ってはいけないとされています。心筋梗塞の既往があったりニトログリセリンを常用している方には禁忌です。

5α還元酵素阻害薬 ―「大きな肥大症」に対して使用。将来のリスクを低減する効果も

　α_1 遮断薬と PDE5 阻害薬はともに推奨グレード A です。もう一つ、5α還元酵素阻害薬という推奨グレード A の薬があります。ただしすべての前立腺肥大症患者に対して推奨グレード A というわけではなく、前立腺が 30〜40 mL を超えた「大きな肥大症」に限定してグレード A です。

　前立腺は、正常な状態では 15〜20 mL です。前立腺肥大症といっても 25〜30 mL ぐらいの人もいます。年を取って排尿の症状が出てくると、前立腺肥大症という病名を付けられがちですが、なかには、実際に前立腺の体積を超音波で測ってみると 30 mL に満たないという人もいます。こういったケースでは 5α還元酵素阻害薬はあまり適しません。5α還元酵素阻害薬が保険適用となるのは 30 mL 以上で、効果の強さを考えると、

5α還元酵素阻害薬

対象疾患	前立腺肥大症（30〜40 mL 以上の大きな前立腺肥大症）
働く仕組み	前立腺の働きを活発にするダイハイドロテストステロン（DHT）の働きを阻害することで、前立腺を小さくさせる
効果	●半年以上の服用で前立腺が平均 30% 小さくなる ●飲み続けることで、将来の尿閉や手術のリスクを 3 分の 1 にできる
併用	α₁ 遮断薬または PDE5 阻害薬と併用することで症状を取り除く効果が高まる
副作用	●性欲の減退　● ED　●射精障害　●髪の毛がはえる

できれば 40 mL 以上の人に使うべきです。

前立腺と男性ホルモンのかかわり

　5α還元酵素阻害薬とはどのような薬でしょうか？ それを考えるにはまず、男性ホルモンについて知っておくとよいでしょう。男性ホルモンのテストステロンは、体の中でより作用の強いダイハイドロテストステロンに変わります。ダイハイドロテストステロンはジヒドロテストステロンとも呼ばれています。略称は DHT です。この、活性の高いホルモンへと変換させる働きを持つのが 5α還元酵素で、ホルモンを活性させないように酵素の働きを抑えるのが 5α還元酵素阻害薬です。

　前立腺は男性の臓器であり生殖器ですから、この働きには男性ホルモンが大きくかかわっています。前立腺やおちんちんが活発になるということは、男性ホルモンが活発に働いているという意味です。それを司るのが DHT で、この DHT の産生を抑えるのが 5α還元酵素阻害薬ですから、この薬を飲むと前立腺が小さくなります。5α還元酵素阻害薬を半年以上飲んでいると、前立腺の体積は平均で 30% 小さくなります。

　前立腺がんの診断には PSA 検査を行います。5α還元酵素阻害薬を飲むと、PSA 検査の数値は半分になります。これぐらい数値が改善すると、おしくらまんじゅう状態だった尿道にかなりの余裕が出てきて、排尿がスムーズになります。こういった効果が期待できることから、推奨グレード

が A になっています。使用にあたっては、α_1 遮断薬や PDE5 阻害薬と併用することもあります。前立腺肥大症の程度が大きくて、排尿障害が強い人には併用を検討します。

研究で証明された 5α還元酵素阻害薬の効果

CombAT study という、5α還元酵素阻害薬の効果を長期にわたって追跡した研究があります。この研究では、前立腺の体積が30～40 mL にまで大きくなった患者さんを、①α_1 遮断薬だけを内服、②5α還元酵素阻害薬だけを内服、③α_1 遮断薬＋5α還元酵素阻害薬の両方を内服してもらうという3つのグループに分けました。そして、4年間のうちに尿閉になったり、手術が必要になったりしたケースの発生状況を比較したのです。その結果、②と③のグループは、①のグループに比べて、尿閉または手術が必要になった患者数は3分の1でした。つまり、かなり大きな前立腺肥大症であっても、将来尿閉になったり、薬を飲んでいても結局手術が必要になるケースを、3分の1に減らすことができるのです。そして、症状の改善が最もよかったのは③のグループでした。こういった明確なエビデンスがあって、5α還元酵素阻害薬は保険適用になりました。ガイドライン上でも推奨グレード A で、前立腺体積が30～40 mL 以上の方の場合には、この薬を単独、あるいはα_1 遮断薬か PDE5 阻害薬と併用することとなっています。併用は、現在ある症状を最大限に取り除きながら将来の憂いを取るには最も適した方法であり、5α還元酵素阻害薬を単独で用いるのは、今の症状もある程度取りつつ、将来の憂いを取り除くという意味合いがあります。

副作用の中にも良い副作用がある！？

副作用についてもみていきましょう。5α還元酵素阻害薬は男性ホルモンの働きを抑えます。そのため、頻度は高くありませんが、性欲が落ちたり ED になったりします。射精障害も少し出ます。とくにα_1 遮断薬と5α還元酵素阻害薬を併用しているとダブルパンチで、射精障害が数パーセントの確率で起こります。5α還元酵素阻害薬を飲むと前立腺が小さくな

って、精液の一部である前立腺液を作る働きが抑えられます。なおかつ、a_1遮断薬で射出という現象がなくなってしまいます。精液の量が減って、そのうえ射出が障害される、その結果、射精障害が起こりやすくなるのです。

　ED気味になるのも、男性ホルモンが抑えられるからです。性欲自体がなくなることがありますし、おっぱいが腫れて痛みを感じるという人もたまにいます。

　こういった副作用を軽減するために、$5a$還元酵素阻害薬と併用する薬にはPDE5阻害薬を選ぶという考え方もあります。PDE5阻害薬は勃起機能を改善しますよね。そのため、$5a$還元酵素阻害薬が男性ホルモンを抑えたとしても、その分をPDE5がカバーしてくれるので、結果的に射精障害も起こりにくくなります。比較的若く、性生活がまだある人に$5a$還元酵素阻害薬を使用する場合は、PDE5阻害薬の併用が望ましいでしょう。性機能のことはどうでもよくて、とにかく尿閉にだけはなりたくない、手術はしたくないという方にはa_1遮断薬＋$5a$還元酵素阻害薬となります。

　あと、$5a$還元酵素阻害薬にはうれしい副作用、ボーナスポイントがあります。それは髪の毛が生えてくるということです。男性ホルモンが強いと髪の毛が抜けますが、それを抑えるから髪が生えてくるのです。

　若年型の男性型脱毛症の患者さんの治療薬に、$5a$還元酵素阻害薬であるプロペシア®（フィナステリド）とザガーロ®（デュタステリド）という薬があります。日本では、残念ながらフィナステリドは前立腺肥大症の臨床治験で有意差が出なかったので、保険適用になっていませんが、前述のようにデュタステリドは前立腺肥大症で保険適用になっています。前立腺肥大症の治療薬でもあるのですが、ザガーロ®という商品名になって男性脱毛症の治療薬としても使われています。前立腺肥大症の薬としての商品名はアボルブ®です。用途や商品名こそ違いますが、そもそもは同じ薬です。ですから皮膚科に行って脱毛症の薬としてザガーロ®をもらうと自費で負担しないといけませんが、泌尿器科で前立腺肥大症と診断されれば、

アボルブ®は保険適用となり3割の負担で済みます。

過活動膀胱を合併する前立腺肥大症には複数の薬で対応

　ここまでに説明してきたように、前立腺肥大症に対してはα_1遮断薬や
PDE5阻害薬、5α還元酵素阻害薬で症状の改善が期待できます。ところ
が、これらの薬でも頻尿が残ってしまうことがあります。これは、前立腺
肥大症の約半数で過活動膀胱を合併するからです。

　こういった場合には過活動膀胱の薬物治療も並行して行います。すなわ
ち、抗コリン薬またはβ_3作動薬のいずれかを併用するのです。まずはβ_3
作動薬を追加するのが現在では一般的です。抗コリン薬は、より症状の強
い頻尿の患者さんに対して使われるとお考えください。

　併用によって過活動膀胱の症状は改善が期待できます。ただし、尿が出
にくくなるというデメリットもあります。実はこのことが、薬を併用する
理由でもあります。前立腺肥大症の患者さんに抗コリン薬やβ_3作動薬と
いった過活動膀胱の薬を単独で使用すると、最悪の場合は尿閉になります。
もともとおしっこの出が悪いのに、過活動膀胱の薬は膀胱を弛緩させてさ
らにおしっこを出にくくさせるからです。そこで、尿を出しやすくする前
立腺肥大症の薬を使用したまま、並行して過活動膀胱の治療を行うのです。
残尿が増えないか、定期的なチェックも必要であり、このあたりのバラン
スはやや難しいことがあるので、併用療法は専門医が行うことが一般的で
す。

もともと用いられていたのは漢方薬や生薬

　前立腺肥大症に用いる薬は、ここ30〜35年で誕生した薬です。それ以
前はほとんど薬がありませんでした。そこで用いられていたのが漢方薬や
生薬です。代表的なものに八味地黄丸やエビプロスタット®、セルニルト
ン®があり、ノコギリヤシもよく知られています。ノコギリヤシは効果が
認められており、日本では保険承認されていませんが、欧州の数ヵ国では
治療薬として処方できます。

第一選択薬まではプライマリで対応可。そこから先は専門医へ

　過活動膀胱も前立腺肥大症も、第一選択薬もあればその次に検討する薬もあります。単独で使うこともあれば併用することもあります。後述しますが、さらに薬物療法の次のステップとして手術療法もあります。これらのステップは、第一選択薬まではプライマリケア医が診て、そこから先は専門医が診るという線引で考えるとよいでしょう。ガイドラインでもそのように定められています。

　具体的には、女性の過活動膀胱であれば、抗コリン薬か β_3 作動薬はプライマリケア医でも使います。男性の場合には、前立腺肥大症に過活動膀胱の症状が合併している場合も、 α_1 遮断薬か PDE5 阻害薬のいずれかを使うというファーストラインの薬物療法はプライマリケア医でも対応できます。そのうえで、十分な効果が得られないときは泌尿器科医に紹介するというように考えてもらうとよいでしょう。

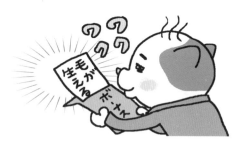

ねころんで読める
排尿障害

Column

薬の歩み・手術の歩み

　昔、α₁遮断薬や5α還元酵素阻害薬、PDE5阻害薬がない頃は、良い薬がありませんでした。35年ほど前、僕が泌尿器科の研修医になったばかりの頃のことです。当時はまだα₁遮断薬はありませんでしたから、前立腺肥大症の患者さんには、エビプロスタット®などの生薬、漢方薬の八味地黄丸、あとはノコギリヤシも使っていました。

　僕が研修医1年目のときに、世界で最初の前立腺肥大症専用のα₁遮断薬であるタムスロシンの臨床試験が行われていました。当時の僕の上司である河邉香月先生（当時は東京大学泌尿器科助教授。後に浜松医科大学教授を経て東京大学教授に就任）がタムスロシンの開発を行ったので、僕も河邉先生の下で臨床試験をしました。そうやってタムスロシンが誕生して以降、新しい薬がどんどん出てきました。ここで紹介してきた薬は、この30年あまりの間に出てきたものばかりです。

　では薬がない頃はどうしていたかというと、手術をしていました。大きな前立腺肥大症だったらみんな手術です。排尿トラブルの治療といえば手術が主流でしたが、いろいろな治療薬が出てきた結果、今では手術が激減しています。前立腺肥大症の場合、α₁遮断薬が登場して以降、手術は約半分になったと言われています。5α還元酵素阻害薬を飲むと、尿閉や手術になる可能性が3分の1になるという話をしました。ということは、前立腺肥大症の患者さんをα₁遮断薬や5α還元酵素阻害薬で適切に治療したら、それらの薬がなかった僕が研修医だった頃に比べて、手術をする可能性は6分の1以下になっているということです。

　ただ、新たな問題も出てきました。薬が進歩して手術が減ったということは、問題を先送りしたとも言えるのです。この20〜30年に、「昔だったら手術していたけれど、薬のおかげで手術しなくて済んだ人」が増えました。この人は薬のおかげで症状こそ抑えられているものの、やっぱり前立腺は大きくなっていっています。そしていよいよ尿閉などの症状が出始めます。薬物治療を始め

たのが50〜60歳ごろですから、この人たちは今、80〜90歳です。その年でいよいよ手術が必要だという状況になっているのです。なかなか厳しいですよね。

　とはいえ、手術しないわけにはいきません。すると今度は、手術が進歩しました。例えば、お腹を切らないで大きい前立腺を尿道から出す方法や、レーザーを使用する出血の少ない手術が開発されました。これでしたら高齢者も安全です。他にもさまざまな手術方法が考案されました。薬のおかげで手術が減ったと思ったら、薬のおかげで新たな手術の必要性が生まれ、手術が進歩したということです。

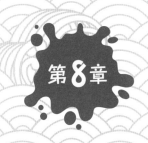

第8章

治療
手術療法

前立腺肥大症の手術
相対的手術適応～行動療法と薬物療法を実施し、それでもダメなら手術を～

　手術療法は、薬物療法を行っていることが前提です。前立腺肥大症の場合、プライマリケア医は α_1 遮断薬や PDE5 阻害薬を使います。泌尿器科専門医は、大きな前立腺であれば 5α 還元酵素阻害薬を使い、過活動膀胱を伴っているときには β_3 作動薬と抗コリン薬を併用するという基本的な流れがあります。また、行動療法も忘れずに実施します。行動療法と薬物療法を併用して一定期間が経過し、それでも十分な改善が得られなかった場合に手術を検討します。一定期間というのは最低３カ月で、実際には１～３年のことが多いです。改善が得られないというのは、だんだん残尿が増えていったり、症状が強くなったりしていくことを言います。このような場合が手術の適応です。

　このように、行動療法と薬物療法を行ったうえで手術を行うことを、「相対的手術適応」と言います。「薬は飲みたくない」「手術ですっきり楽になって、薬から解放されたい」といった場合も相対的な適応になります。

絶対的手術適応～必ず手術をする５つのケース～

　相対的な適応に対して、前立腺肥大症には手術が絶対的に適応されるケースがいくつかあります。

　１つ目は尿閉です。おしっこが出なくなってしまった状態ですね。ただ高齢者の場合だと、便秘や花粉症、風邪の薬を飲んで尿閉になることがあります。これらの薬には抗コリン作用が含まれていることがあるからです。なので１度目の尿閉では、これら薬剤性の尿閉である可能性を検討します。それが除外でき、前立腺肥大症による尿閉だと判断できれば手術適応です。尿閉が２度目であれば、通常は手術となります。

　2つ目は膀胱結石です。前立腺肥大症のせいで残尿があると、膀胱の中に石ができ、尿路が狭くなるからますますおしっこが出にくくなる。こうなると手術です。

　3つ目は、前立腺肥大症に起因するコントロールが難しい血尿です。前立腺が大きくなると粘膜が充血して、排尿のためにそこが擦れ、その結果、何回も血が出る人がいます。こういったケースも絶対適応です。

　4つ目は、残尿が非常に多くて膀胱の中で細菌が繁殖しやすい状態になり、その結果として尿路感染症が繰り返されるケースです。男性の場合は一般的に、前立腺炎はあっても膀胱炎は少ないです。ところが前立腺が肥大することで尿道が閉塞し、残尿が過剰になると膀胱炎、さらに腎盂腎炎など、上部尿路を含めた尿路感染症が起こります。こういったケースも手術の絶対的な適応と言われています。

　5つ目は腎後性腎不全です。残尿が非常に多くあり、排尿困難が強いせいで腎臓に負荷が掛かって引き起こされるのが腎後性腎不全です。腎後性腎不全になると水腎症になることがあり、その結果として腎機能が低下します。これも絶対的手術適応です。

切らなくても治せる！ ゴールドスタンダードは TURP

　手術にはいろいろな方法がありますが、最近は大きな前立腺であっても、開腹手術をすることはほとんどなくなりました。今でも器具がなくて開腹手術を行っているところがあるようですが、そのような病院には行かないことをお勧めします。今はどれだけ大きな前立腺肥大症でも、経尿道的に内視鏡下で治療することができます。

　現在は、前立腺肥大症の手術は経尿道的前立腺切除術（transurethral resection of the prostate：TURP）が一般的です。TURP は、前立腺をぐるっと360°、ループ状の電気メスでカンナ掛けして削るように摘出します。みかんのへたの部分から、外側の皮だけ残すように内側の実をくり抜くところをイメージするとよいでしょう。

　TURP は僕が研修医の頃からある手術で、それぐらい古くから定着し

ています。ただ、大きな前
立腺になると手術にそれな
りの時間がかかってしま
い、その結果、出血量が増
えるという課題がありま
す。そのことから、後で説
明するレーザーを使った治
療法やその他の治療法が誕
生しました。

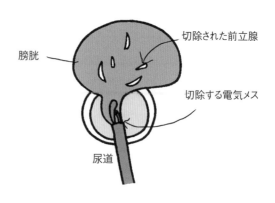

膀胱
切除された前立腺
切除する電気メス
尿道

TURP の課題は低ナトリウム血症

　副作用についてもお話ししておきましょう。TURP の副作用の１つは
前述の出血ですが、２つ目は、尿道括約筋を傷つけてしまった場合の尿失
禁です。ただしこの副作用は TURP に限ったことではなく、すべての手
術に共通します。３つ目は、低ナトリウム血症を合併する可能性があるこ
とです。

　従来の TURP は、モノポーラの電気メスを使いました。電気メスで前
立腺を削る際は、視野をよくするために膀胱の中を洗いながら行います。
このことを灌流と言い、使う液体を灌流液と言います。灌流液は、以前は
非電解質性のナトリウムやカリウムが入っていないものを使っていました。
これは感電対策です。モノポーラは通電するので、術者が感電するおそれ
があります。

　ただし、手術時間が長くなった場合や、切除された静脈から灌流液が体
の中に入ることがあります。なるべく入らないように、「灌流液は高い所
にぶら下げないで、低い所にぶら下げろ」などと言われます。それでも、
静脈圧よりも灌流液のほうの圧が上がると、体の中に灌流液が入ってしま
います。その結果、低ナトリウム血症になるのです。低ナトリウム血症に
なると、嘔吐や血圧低下などが起こり非常に危険な状態になります。これ
を TUR 症候群と言います。

TURP の副作用と課題

副作用

- 出血
- 括約筋を傷つけると尿失禁を招く
- 低ナトリウム血症➡ TUR 症候群（嘔吐や血圧の低下などの非常に危険な状態）を引き起こす

課題

手術時間が長くなりがちなため、50 mL を超える大きな前立腺肥大症では出血や TUR 症候群のリスクが高まる

　TURP を行ううえで、TUR 症候群は出血とならぶ大きな問題点でした。その解決策として開発されたのがバイポーラです。いわゆる双極型の電気メスで、これによって電解質を含んだ灌流液を使えるようになりました。おかげで、TUR 症候群は今ではほとんど起こらなくなっています。ただ、モノポーラを使った古いタイプの道具で手術を行うと、起こることがあります。

　このほかにも、後述しますが性機能に影響が出ることがあります。

大きな前立腺にも対応できる HoLEP と TUEB®

　TURP は内側からカンナを掛けるように削っていく方法のため、それなりに大きな前立腺を切除する場合は手術時間が長くなりがちです。一般的には、前立腺の体積 30〜80 mL ぐらいが TURP で対応できる限界と言われています。実際には 50 mL ぐらいまでがよいでしょう。これ以上になると手術時間が延長して、TUR 症候群も起こりやすくなるし、輸血が必要なほど出血することもあります。適切なサイズは 30〜50 mL ぐらいで、名人がやっても 80 mL が限界と思います。

　この問題点を克服するために、いくつかの方法が開発されました。その代表例が、経尿道的ホルミウムレーザー前立腺核出術（transurethral holmium laser enuclation of the prostate：HoLEP）です。HoLEP はその名の通り、レーザーを使った前立腺の核出術、すなわち前立腺をくり抜く

TURP と HoLEP、TUEB®

TURP		HoLEP、TUEB®
多くなることがある	**出血**	少ない
長くなることがある	**手術時間**	短い
30〜50 mL まで	**手術できる大きさ**	100 mL でも手術可能
リスクあり	**TUR 症候群**	リスクなし

方法です。詳しくは成書に任せますが、イメージとしては TURP のように カンナ掛けで削るのではなく、みかんの内側の実を皮から剥がしてくり 抜いてしまうような感じです。くり抜いた身、つまり前立腺は膀胱の中に 塊ごと落としてしまいます。そして、その塊をモーセレーターという特殊 な超音波の砕屑吸引装置を使って、細かく砕きながら体の外へ吸い出して いきます。レーザーもモーセレーターも尿道から入れますから、お腹を切 る必要はありません。なおかつ、大きな前立腺にも対応できます。

　HoLEP とよく似た方法で行う手術として、経尿道的前立腺核出術 （transurethral enucleation with bipolar：TUEB®）というものもありま す。違いは、HoLEP ではホルミウムレーザーを使いますが、TUEB® では バイポーラのメスを使って前立腺をくり抜くということです。TUEB® の よいところは、機械が安いところです。レーザーを使う HoLEP は機械が 高額です。ですから TUEB® のほうが普及率が高く、技術を習得すると HoLEP と遜色ないレベルできちんと手術ができます。使うメスが少し特 殊な形状をしていますが、慣れれば問題ありません。

　HoLEP と TUEB® はともに出血が少なく、大きな前立腺でも短時間で 手術ができる非常によい方法です。TURP で 50 mL 以上の前立腺を手術 することは簡単ではありませんが、HoLEP や TUEB® であれば 80 mL で も 100 mL でも対応できます。なぜこれらの方法が出血量を抑えられるか というと、止血しながら作業することができるためで、出血している時間 自体を減らすことができます。もちろん、灌流液には電解質のものを使い

ますから TUR 症候群の心配もありません。非常によい方法です。

初心者でもできる！ PVP と CVP

　ここまで紹介してきたような「削る」や「くり抜く」とは違い、「蒸散させる」という方法の手術もあります。経尿道的前立腺レーザー蒸散術という手術です。名前からもわかるように、蒸散させるためにレーザーを使います。このレーザーが何種類か出ていて、保険適用にもなっているのですが、現時点での代表的なものは2つあります。1つはグリーンライトレーザーで、もう1つはコンタクトレーザーです。グリーンライトレーザーを使った手術を光選択的前立腺蒸散術（photoselective vaporization of the prostate：PVP）と呼び、コンタクトレーザーを使った手術を接触式レーザー前立腺蒸散術（contact laser vaporization of the prostate：CVP）と呼びます。

　PVP と CVP のメリットは、目の前にある前立腺を焼いていくという手術方法なため、手術が簡単なことです。前立腺を内側から焼いていってスペースを広げていき、「これぐらいでいいか」というところで終わればいいです。前立腺をレーザーで蒸散させるときに同時に止血もしてしまうので、ほとんど血は出ません。

　PVP と CVP は、大きいサイズの前立腺にも対応しようと思えばできます。ただ、あまり大きいとレーザーの端子が1個では足りなくなります。1つの端子にはエネルギーのデリバリー量が決まっているので、大きい前立腺だと手術の途中でその量を超えてしまい、2つ目の端子に交換が必要になります。となると、費用面での問題が出てしまいます。そういった事情もあり、対応できるサイズがおのずと決まってきて、上限はせいぜい80 mL です。

PVP と CVP は高齢者にとっては朗報

　では、PVP と CVP における、患者さんにとってのメリットは何でしょうか？　まず、手術が簡単だということは、低侵襲だという意味でもあります。体への負担が少なく、出血が少ないこともよいところです。これは

とくに高齢者にとっては大きなメリットです。

　最近、血栓を予防するために、血小板凝集阻害薬や抗凝固薬を飲んでいる高齢者が増えています。TURP、HoLEP、TUEB®は、そういう薬を中止しないと安全に行うことはできません。対するPVPとCVPは服薬を中止せず、継続して安全に手術することができます。なぜかというと、非常に出血が少ないからです。高齢で抗凝固薬を中止できないお年寄りはいっぱいいますよね。そういう人にとっては、PVPとCVPは朗報です。

　尿閉になってしまったら、今まではカテーテル留置になっていましたが、PVPやCVPを行うことで、カテーテル留置をせずに自分で排尿できるようになります。尿の勢いの回復はTURP、HoLEP、TUEB®を行ったときほどではないにしても、前立腺をある程度蒸散させて通り道を作ると、自分で排尿できるようになります。そのうえ、抗凝固薬を継続していても手術はできるのですから、これは大きなメリットだと思います。

　なお、最近はPVP、CVPに加えて、ツリウムレーザーによる前立腺蒸散術も行われるようになりました。特徴はPVP、CVPとほぼ同様です。

新たな手術方法が続々誕生予定

　ここまで紹介したもの以外の手術方法も開発されており、まだ保険承認にまでは至っていませんが、今後さらに増えていくと思われます。

　例えば、水蒸気を使って前立腺を蒸散させる方法の開発が進められています。さらに、内視鏡で見ながら、肥大した前立腺の中にパチンとホチキスみたいにアンカーを打ち込む手術方法も開発されています。これらの手術法が保険適用になり実際に利用されるようになると、従来の方法では手術ができず、仕方なくカテーテル留置になっていた人にとっては朗報になるでしょう。

　これらの手術は、既存の手術に比べると症状の改善や残尿の減少、おしっこの勢いの改善といった治療効果は低いと思いますが、尿閉でカテーテルを入れなければならなかった患者さんにとっては、カテーテルから解放されるのですからハッピーですよね。お年寄りはおしっこ飛ばしっこの競

争をするわけではありませんから。

前立腺肥大症の手術と性機能への影響

　TURP の副作用のところで少しだけ触れましたが、前立腺の手術は性機能に影響が出ます。具体的に言うと、射精がなくなります。精液を飛ばす現象には前立腺が大きくかかわっています。そこを取ったり焼いたりするのですから、精液を飛ばせなくなってしまうのです。ただ、PVP とCVP、ツリウムレーザー、それ以外で紹介した術式は、蒸散させる場所や広げる場所をある程度調整できるので、それによって射精機能を温存することができると考えられています。とはいえ、一般的には前立腺の手術をすると射精障害が起こると考えてください。とくに TURP、HoLEP、TUEB® の 3 つでは必発です。

　一方、勃起障害は普通は起こりません。ただ、前立腺の手術をしたということが気持ちの萎えにつながってしまい、ED になってしまう人もいます。逆に、排尿がスムーズになったことで若返ったような気持ちになり、その結果として勃起機能も改善したという論文報告もあります。勃起機能はかなりメンタルな部分が作用していますから、人によって影響が出たり出なかったりします。とはいえ、原則的には勃起機能は損なわれないと考えておいてください。

腹圧性尿失禁の手術
～TVT と TOT がゴールドスタンダード～

　これまでに何度かお話ししているように、腹圧性尿失禁とは咳やくしゃみで尿が漏れることです。女性に圧倒的に多く、男性の場合は、前立腺がんや前立腺肥大症の術後に合併症として起こることがあります。

　腹圧性尿失禁の手術のゴールドスタンダードは尿道スリング手術です。この手術には、TVT（tension-free vaginal tape）と TOT（transobturator tape）という 2 つの代表的な手術があります。

　TVT とは、主にプロリン製の専用のメッシュテープを尿道の下から恥骨の上に通して、尿道をブランコに乗せるような感じで支える手術です。テープは幅 8 mm ぐらいですから、ちょうどきしめんのようなものです。

　TVT はちょっと怖い気もしますよね。慣れない人がこの手術をすると、腸を損傷したり血管損傷を起こしたりと、大きな合併症を引き起こします。だから習熟が必要です。この課題を解決するために開発されたのが TOT

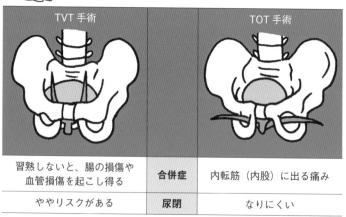

TVT 手術と TOT 手術

TVT 手術		TOT 手術
習熟しないと、腸の損傷や血管損傷を起こし得る	合併症	内転筋（内股）に出る痛み
ややリスクがある	尿閉	なりにくい

です。

　TOTでは、テープをお腹に刺すことはしません。かわりに、閉鎖孔という骨盤の孔に通します。TVTがブランコ状に吊り上げて支えることに対して、TOTでは横に通したテープに尿道を乗せて支えるという感じです。TOTはTVTよりも支える力が弱いという説もありますが、テープを上手に入れれば両者の効果はほぼ同等と考えてよいでしょう。

　TOTは、TVTのようにブラインドでお腹の中に長いテープを通す必要がありません。そのため、合併症が少ないというメリットがあります。代わりの合併症は、ときにみられる足の付け根の内側に出る痛みです。これは、ちょうど内転筋（グッと足を内側に引き寄せるときに張りを感じる筋肉）のあたりに針を出すために起こる合併症です。それ以外の合併症が起こる確率は比較的少なく、出血量も少なく腸管損傷や血管損傷もほとんど起こりません。

　TVTでは尿道をしっかりと吊るすため、尿閉のリスクがTOTよりも若干高く、一方でTOTは尿閉になりにくいとも言われています。逆に、重症の腹圧性尿失禁の場合は、TOTのほうが治りが少し悪いと言われています。ですから僕は、重症で漏れが強い人の場合にはTVTを、軽度の場合はTOTをします。こういった使い分けをしているのですが、基本的には術者が好きなほう、慣れているほうを選べばよいと思います。それぐらい、両者は甲乙付けがたいのです。最近の僕の傾向で言えば、TVTのほうが多いです。なぜならTVTのほうが確実に治るからです。

患者さん自身の組織を使う手術が普及！？

　近年、上記のメッシュテープを使った施術が世界的に忌避される傾向にあります。これは骨盤臓器脱の手術でも同様です。人工物を入れることによって、術後の疼痛が出る可能性があるからです。また、腟や尿道の裏で傷が開き、メッシュが露出してしまうことがあります。これらのリスクへの注意が呼びかけられていて、FDA（アメリカ食品医薬品局）はTVM（tension-free vaginal mesh；骨盤臓器脱に対する手術）に対して警告を出

しました。TVT と TOT には警告は出されていないのですが、TVM と名前が似ていることもあって、欧米では十把一絡げにして TVT と TOT も避ける傾向にあります。

　日本は幸い、メッシュによるトラブルはほとんどありません。そのため欧米のように忌避することはないのですが、2019 年に刊行された『女性下部尿路症状のガイドライン』の第 2 版では、メッシュを使わない筋膜スリング手術という治療法も紹介されました。筋膜スリング手術では、患者さん自身の腹直筋の筋膜を 7〜8 cm の短冊状にして利用します。患者さんから取り出した筋膜をテープの代わりとして、尿道を支えるために使うのです。

　筋膜スリング手術では、お腹を切って筋膜を取り出す必要があります。患者さんに負担があるため、日本ではほとんど行われていませんでした。しかし今後、メッシュテープの旗色がさらに悪くなると、人工物の代わりに患者さん自身の組織を使った手術が普及してくるかもしれません。「異物を入れたくない」という方の場合には、こういった手術が適応になります。

　強調しておきますが、欧米で問題になっているのは、骨盤臓器脱に対する TVM 手術です。腹圧性尿失禁に対する TVT、TOT はエビデンスのある安全な手術とされています。

再生医療による低侵襲な手術が開発中

　バルキング手術といって、内視鏡で見ながら、尿道括約筋があるあたりの尿道の粘膜下にコラーゲンなどを注入して尿漏れを治す方法もあります。いわゆる注入療法と言うのですが、これは現在、日本では事実上行えません。というのも、使用するコラーゲンに牛皮のコラーゲンを使っていたからです。そのことが狂牛病の感染拡大を契機に問題視され、生産中止となりました。

　臨床実験が進められている手術方法もあります。代表的なものは再生医療です。患者さん自身の腕や太腿から筋肉を取り、その筋肉を培養して増

やしたうえで内視鏡下で尿道括約筋に注入することで、尿道括約筋を再生させようという手術です。この手術は、人工物ではなく自身の組織を使うというメリットに加えて、内視鏡で行えるというメリットがあります。これは低侵襲ですよね。こういった手術が、将来的には行えるようになるはずです。その他にも、コラーゲンに代わる新しい素材を注入する方法も現在、日本への導入が検討されています。

難治性過活動膀胱の手術
～手軽さが魅力の「ボトックス注入療法」～

　過活動膀胱の治療に向けて、薬物療法と行動療法の併用を少なくとも12週間以上行ったものの、十分な効果が得られず、なおかつ患者さんが治したいと希望した場合、これを難治性過活動膀胱と呼びます。

　難治性過活動膀胱に対する治療法は、まずは抗コリン薬とβ_3作動薬の併用です。両者とも過活動膀胱の第一選択薬ですが、併用することでもう一段の症状改善が期待できます。

　それでも駄目なときは手術をします。手術には2つの方法があります。1つはボトックスです。正しくは「経尿道的膀胱壁内ボトックス注入療法」あるいは「経尿道的膀胱壁内ボトックス注入術」と言います。

　ボトックスは、ご存じのように顔のしわ取りや痙性斜頸など、いろいろな用途で使いますよね。これには筋肉を麻痺させる作用があります。これを利用するのが難治性過活動膀胱に対するボトックス注入療法です。過活動膀胱では、膀胱が過剰に収縮しています。そこで、膀胱の筋肉に20カ所、合計100単位のボトックスを注入します。膀胱を軽く麻痺させるのです。そうすると過活動膀胱がよくなります。

　ボトックスはうちの大学でも行っていて、効果が認められています。外来、もしくは入院したとしても一泊ぐらい、そして局所麻酔でできるという手軽さもいいところです。ただし副作用がいくつかあります。まず1つ目は排尿障害です。麻痺が出るのでおしっこが出にくくなり、尿閉になることが稀にあります。2つ目は、残尿が増えることによって尿路感染が起こりやすくなることです。このため、一時的に間欠自己導尿が必要になることも、ときにあります。膀胱炎になる確率が少し増えますが、これらはだいたい一過性のものであり、時間が経つと治ります。

　一番の問題点は、ボトックスは効果が永続しないことです。しわ取りも期間限定ですよね。それと同じです。難治性過活動膀胱に対するボトックス注入療法の場合も、半年から8カ月ぐらいで効果がなくなりますので、そのたびに再度注入しなければいけません。これがボトックスの問題点ですが、薬を飲む必要もなくなるなど、総合的に考えるとよい方法だと言えます。

膀胱のペースメーカ「体内埋込み型仙骨神経刺激療法」

　難治性過活動膀胱に対するもう一つの手術療法は、体内埋込み型の仙骨神経刺激療法です。この治療法では、X線で透視して仙骨（尾てい骨の上）の近くにあるS3の仙骨孔に向かって、針の向きを見ながら電極を差し込み、腰から臀部のあたりにジェネレーター発信装置を埋込みます。この体内埋込み型の仙骨神経刺激療法は、心臓ペースメーカーと同じ仕組みになっています。実は機械を作っている会社も同じです。心臓のペースメーカーと同じように電気刺激をする装置を仙骨神経のそばに入れると膀胱がペーシングできるので、このことから、海外では「ブラッダーペースメーカー」なんて言っています。

体内埋込み型の仙骨神経刺激療法は、排尿障害と便失禁にも効く

　この治療法は、難治性過活動膀胱がよくなるだけではなく、排尿障害もよくなることがあります。これは、膀胱の収縮もある程度コントロールできるからです。

　過活動膀胱の人は、膀胱の過剰収縮でおしっこを我慢できなくなっているにもかかわらず、いざおしっこをしようとすると膀胱が思ったように収縮してくれずうまくおしっこができないという人がかなりいます。これが過活動膀胱と排尿障害の合併です。そういう場合には、電極を入れてあげると過活動膀胱が治るだけではなく排尿障害もよくなります。つまり体内埋込み型の仙骨神経刺激療法は、神経をペーシングして神経機能を蘇らせる方法なのです。難治性過活動膀胱と排尿障害を合併している人にボトックスを打つと、副作用として尿閉になってしまう可能性がありますが、体

ボトックス注入療法と仙骨神経刺激療法

ボトックス注入療法		仙骨神経刺激療法
膀胱を軽く麻痺させることで収縮を抑える	働く仕組み	神経をペーシングして神経機能を蘇らせる
手軽（外来でも手術が可能、局所麻酔で手術ができる）	メリット	・排尿障害にも効果がある ・尿閉にならない ・便失禁を改善する
・排尿障害が起こり、稀に尿閉になる ・残尿が増える ・尿路感染が起こりやすくなる	副作用	手術に伴うもの
効果が永続しない（半年～8ヵ月で効果がなくなる）	課題	・5～8年でバッテリー交換が必要 ・MRIを撮ることができない

　内埋込み型の仙骨神経刺激療法は、尿閉にならないうえ、排尿障害もよくなることがあるのです。

　骨盤底筋群の筋力が弱く尿が漏れるような人は、便失禁の併発している人が結構います。実は重症の腹圧性尿失禁がある女性は、便も漏れる人が多いです。それに対して体内埋込み型仙骨神経刺激療法を行うと、便失禁も改善させることがあります。「尿失禁＋便失禁」の人にとっては一石二鳥なんです。うちの病院でもそういう患者さんがいて、この治療法を行ったところ、やはり便失禁もよくなりました。尿失禁も減るし、便失禁も減ったのです。

　体内埋込み型仙骨神経刺激療法の難点は、バッテリー交換です。埋込んだ電極を動かすための電池は、5～8年ぐらいでなくなってしまいます。そうするとバッテリーを交換しないといけません。面倒ですよね。ここがこの治療法の課題点です。それから、体の中に金属が入るため、原則的にMRIが撮れなくなります。こういったデメリットが何点かありますので、最初はボトックスで、ボトックスが駄目だったら仙骨神経刺激療法というように考えるとよいでしょう。

人工尿道括約筋埋込み術
～前立腺の手術後に、重度の腹圧性尿失禁に悩まされたらこれ！～

　人工尿道括約筋埋込み術の適応は、普通は男性です。女性でもできなくはありませんが、基本的には男性で行う手術です。対象は前立腺肥大症や前立腺がんの手術後に、重症の腹圧性尿失禁になった患者さんです。

　人工尿道括約筋埋込み術では、AMS-800 というシリコン製の器具を埋込みます。まず会陰切開をして尿道の周りを剥離し、尿道海綿体の周りに襟巻き状にカフを巻き付けて入れていきます。それが体の中に埋込まれた風船玉のような水のポンプとつながっています。スイッチの部分は、陰嚢の中に入れておきます。

　排尿時には、陰嚢にあるポンプのスイッチを触ってブニュッと押します。すると中の水が移動してスイッチが解除されて、締まっていた尿道が広がって排尿できるという仕組みです。3 分ぐらい経つと自然とゆっくりスイッチが入り直し、尿道が締まります。おしっこをするときだけポンプを押して、おしっこをし終わった後は別にポンプを押さなくても自然にカフが戻ってふさがります。

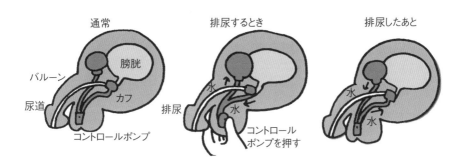

そうやってゆっくり開いてゆっくり閉じることによって、血の巡りをよくさせているのです。ずっと締めたままだと組織が傷んでしまいます。正座をずっとしていると足がしびれて立てなくなるので、たまに足を伸ばすのと同じですね。1日数回の排尿のタイミングで締め付けをリラックスさせ、血行をよくするのです。

堅調なニーズの手術。感染症には十分に注意を

人工尿道括約筋を入れる手術はうちの病院でもときどき行います。対象は主に、前立腺の手術の副作用として尿失禁になってしまったという人で、それを治すために行っています。埋込む道具は100万円ぐらいします。とても高価なので昔は大変でした。今は保険が使えるようになったので、この手術をする患者さんもだいぶ増えました。ただ、ロボットなど前立腺の手術が進歩したおかげで合併症が減ったので、それを治療する目的の人工尿道括約筋埋込み術は減ってきています。今後、人工尿道括約筋埋込み術が爆発的に増えることはないでしょう。とはいえ、ずっと継続して地道に需要があるとも言えます。

異物を体の中に入れるという手術の性質上、感染などのリスクがあります。血流障害による粘膜の脱落や感染などには十分に気を付けて、よく消毒して術野をきれいにして手術をすることが大切です。

前立腺の手術の後の尿失禁のなかには、人工尿道括約筋を入れるほどではない軽度の尿失禁のことが稀にあります。こういった場合、標準治療法は人工尿道括約筋なのですが、男性でもTOTと同じように閉鎖孔からテープを通して尿道を吊り上げる手術を行うことがあります。しかし、成績は十分でないことが多いです。海外でも一時期、行われていたことがあります。しかし思ったような成績が上がらず、今ではほとんど行われていません。やはり、人工尿道括約筋を入れるほうが確実です。

第9章

治療
その他

自己導尿
〜「半分以上残る」が実施の目安。1日2回、朝と晩でもOK!〜

　自己導尿は、薬物療法と手術療法でも改善しない高度な排尿障害の人が対象になります。神経因性膀胱で膀胱が収縮しなくて、いくら前立腺を削ってもおしっこが出ないという人がいるわけです。そういう場合に、自己導尿が適応になります。

　一般的に、真面目で厳格な先生のところでは、100 mL以上の残尿があると「自己導尿しなさい」と指導されています。でも、患者さんの気持ちとしては、自己導尿は面倒くさくてやりたくないですよね。そこで僕は、「自己導尿の一つの目安は、おしっこが半分以上残ること」と言っています。おしっこが200 mL出て300 mL残るような人は自己導尿です。でも、250 mL出て残尿が200 mLだったら、自己導尿しなくてもなんとかなるはずです。ざっくりとそんな感じで線引きをしています。

　さらに、自己導尿を行うことになった際には、通常の自己導尿は1日4〜5回行いますが、ある程度の自排尿がある場合は、僕は「朝と晩だけ自己導尿しなさい」「寝るときだけやりなさい」と指導しています。その心は、まず、自分で残尿量がどのくらいあるかをアセスメントできることです。それから、寝る前にやれば夜ぐっすり眠れますよね。夜、トイレに起きる回数が減るからです。そのために寝る前に膀胱を空っぽにしておきます。また朝起きたときにやれば、お出かけ中になるべく自己導尿しないで済みます。これも「朝と晩だけでいい」という狙いの一つです。朝に膀胱を空っぽにしておけば、外出中は自分の排尿でなんとかしのいで、残った分はおうちに帰ってから夜の自己導尿で出せばいいという生活サイクルができます。そういう意味で、朝起きて出掛ける前や家に帰って寝る前に、

1日2回でいいと指導をしています。残尿があるにしても、それなりに自分で出せている人にはこうやって対処しています。

　疾患などの影響で、どうしてもおしっこが出ない人がいます。二分脊椎症のお子さんなどは、小学生でも自己導尿をやっていますよね。このように幼い頃からずっとやっている方もいるし、80歳を超えてからだってできる人はできます。一応、排尿障害のあるすべての人が、適応です。

水道水と素手で扱ってOK。使い捨てタイプも普及が進む

　自己導尿の道具には2つのタイプがあります。1つ目はリユース（reuse）タイプです。交換するのは1ヵ月に一度で、その間は洗って繰り返し使います。使わないときは消毒液の中に浸けておきます。使うときは簡単な水洗いをして、よく手を洗って素手で装着します。滅菌操作で手袋をして、といった大掛かりなことは必要ありません。消毒液から出して水道水で洗浄し、グリセリンを付けたりしてから自分で素手で尿道に管を入れます。おしっこを出し終わったら、また水道水で洗って保存液の中に入れておく。それだけです。ハードのコンタクトレンズみたいなものですね。

　2つ目のタイプはシングルユース（single-use）タイプ、すなわち使い捨てタイプです。洗浄や保存の手間が省けて便利ですし、尿路感染のリスクも若干減ります。値段は少し高くて、1本200〜250円ぐらいします。それを使い捨てていくのはちょっともったいない気もします。最近は保険で十分償還されるようになったので、費用面の負担が少なくなり、処方する病院が増えています。カテーテルは男性、女性で長さが違います。牛乳パックなどに付いている伸びるストローのように、収納時には短くなっていて、使うときに引っ張って必要な長さに伸ばせるものがあります。これは持ち運びに便利ですよね。カテーテルの表面は親水性コーティングされているので、非常にぬるぬるしていて入りやすいです。尿道を傷付けにくくなっていて、外出するときはとくにお勧めです。さらに使用後は、普通のゴミ箱に捨てることができます。

排尿自立支援・排尿自立指導
〜排尿の指導はお金にならない!?〜

　これまでに紹介してきた生活習慣指導や骨盤底筋訓練ですが、患者さんに一生懸命指導しても、病院には一銭のお金も入ってきませんでした。心ある先生はきちんと説明や指導をしますが、いつもそうとは限らないのが世の常です。そのため、本当はカテーテルがなくてもよい人やおむつなしで自分で排尿できる人も、そのままになってしまうことが少なからずありました。

　そういった状況に対して、「これではいけない」という声が高まりました。一生懸命、真面目に生活指導をしたり、行動療法や生活習慣指導をしたりした場合には、それに見合う正当な診療報酬をあげようじゃないか、ちゃんと診療報酬をくださいよという話になったのです。そこで設けられたのが、排尿自立支援という診療報酬制度です。ちなみに、自己導尿については以前から「在宅自己導尿指導管理料」として月に1回は算定できるようになっています。

入院中のサポートが加算される「排尿自立支援」

　排尿自立支援は入院患者を対象にしています。本当は外来での指導も対象になるといいのですが、残念ならそこまで国も余裕はありません。そこでまずは、入院患者さんに対する指導に診療報酬がつくようになりました。

　この制度ではまず、尿道カテーテルを入れた患者さんに対して、尿道カテーテルを抜くために一定の指導と評価を行います。具体的には、残尿測定を行ったり症状を聴取したり、おしっこの勢いを調べます。あるいは、排尿日誌を付けてもらったりして評価を行います。そのうえで、泌尿器科専門医あるいは専用の講習を受けた医師と、専門的な知識を持った看護師、そして理学療法士か作業療法士いずれかの療法士という3人からなる「排

尿ケアチーム」を院内で作ります。排尿ケアチームは、病棟の看護師や医師に対する指導役となり、治療計画を立てたり薬を処方したり、「この患者さんはこういうふうにリハビリテーションや生活習慣指導、行動療法をやりなさい」というアドバイスをしたりします。これらのことを行うと、1週間に1回ずつ診療報酬をもらえるようになったのです。それが排尿自立支援料です。

外来にまで加算の対象が広がる「排尿自立指導」

　排尿自立支援が診療報酬の対象になったことは、まったくお金をもらえなかった頃に比べると大きな進歩です。それでも、期間が入院中だけに限られ、退院したらもらえないという課題は残りました。

　考えてみてください。急性期で入院して来た人の入院期間って、今はだいたい2週間未満でしょう。そうすると、前述したような排尿ケアチームによる指導を1回か2回行っただけで退院してしまうのです。これでは排尿自立までなかなか持っていけないですよね。そこで、外来での指導も診療報酬の対象になる排尿自立指導料というものが設けられました。これは2020年4月に行われた診療報酬改定で加わりました。対象となるのは、入院中に排尿自立支援を行っていた患者さんが退院して、引き続き外来で指導をするときです。

　排尿自立指導では、全部で12週間、合計3ヵ月間にわたって算定できます。だいぶ延びましたよね。この仕組みにより、入院から退院して家で過ごす3ヵ月間、診療報酬をもらいながらシームレスに排尿の自立指導ができます。ぜひこういう仕組みを利用していただいて、排尿自立をして在宅への復帰を後押ししてもらいたいと思います。退院後はどこかの施設に入るのではなく、おうちに帰ってもらいたい、というのが切なる願いです。

目指すのは「自己管理」。自己導尿でもおむつでも自立はできる！

　ちなみに「排尿自立」というのは、必ずしも自分でおしっこを全部出せたり、おむつをしていない状態のことを指しているわけではありません。もちろん自分で排尿ができておむつも使わないのが一番いいに決まってい

ます。これが百点満点です。百点満点に越したことはないのですが、例え
ば自己導尿をしていても、自分で自己導尿ができてカテーテルなども自分
で管理できていたら、それは排尿自立をしているということになります。
おむつをしていても、おむつを自分で購入して、自分で装着して、自分で
外して、自分で捨てていれば自立です。要するに、他人の世話にならない
で排尿、排泄ができていれば、それは自立だとみなされます。ですから、
自己導尿の人は排尿自立できないのかというと、決してそんなことはあり
ません。おむつを使っている方が排尿自立を永久にできないかというと、
そんなわけではないのです。

　今言ったように、ご自分で管理できれば排尿自立ということになります。
それを目指して排尿自立指導は行われます。そのために療法士の指導が必
要になります。ADLを改善させたり、自分でトイレに行くことができる、
自己導尿ができる、自分でおむつの付け外しができるといった状態にする
ためにはリハビリテーションが必要です。そこを担うのが療法士です。こ
のように、医者と看護師と療法士のチームが計画を立てて治療に当たるの
が排尿自立指導です。これは画期的なことです。僕も当時、保険適用獲得
のために奔走しましたが、ようやく長年の念願がかないました。

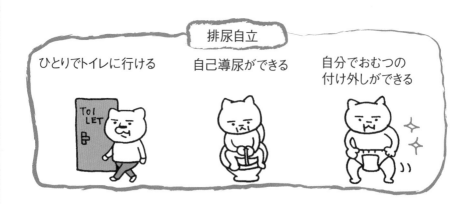

排尿自立

ひとりでトイレに行ける　　自己導尿ができる　　自分でおむつの
付け外しができる

夜間頻尿の治療
〜まずは水分摂取を抑える。運動や入浴、減塩などの生活習慣の改善も効果あり〜

　夜間頻尿には多尿および夜間多尿、膀胱蓄尿障害、睡眠障害という3つの原因があることはすでにお話ししました。「作り過ぎ」「ためられない」「眠れない」の3つが原因です。

　まずは「作り過ぎ」への対応からみていきましょう。多尿および夜間多尿の治療はやっかいです。多尿の定義は1日の尿量が「体重× 40 mL」で、そのうち夜間のおしっこが33%以上になると夜間多尿です。こういった場合は行動療法として、水分の取り過ぎを改善します。1日の適切な水分の摂取量は「食事以外に 1,000〜1,500 mL」です。野菜には水分が多く含まれているので、ベジタリアンには注意が必要というお話もしました。

　尿を作り過ぎないように生活を改善することも大切です。具体的には、カフェインとアルコールの摂取量を抑えます。日中ももちろんですが、寝る前にお酒をたくさん飲む人で夜間多尿に悩んでいるなら、お酒を控えることで改善するはずです。

　足のむくみがある人は夜間多尿になりやすいという話もしました。こういった人は夕方にウォーキングをしたり、足を高くして昼寝をしたり、弾性ストッキングを履いてひざから下を圧迫するなどの生活習慣指導と行動療法を行います。いずれも血液の巡りを日中からよくしておくことで、夜間に心臓が利尿ペプチドである ANP を過剰に分泌することを防ぎます。

　足のむくみの改善として、僕が勧めているのが入浴です。湯船につかると足のむくみが取れますよね。これは効果的です。あとは減塩です。塩分を控えると、多尿も夜間多尿もよくなります。塩分摂取量の目安は男性は8 g、女性は7 gと国が定めています。これを守るだけでも夜間頻尿はよ

くなります。

薬物治療で膀胱蓄尿障害を狙い撃ち。夜間多尿による症状が残ることが課題

　次は「ためられない」、すなわち膀胱蓄尿障害への対応です。膀胱蓄尿障害へは、生活指導や行動療法と並行して、原因疾患である過活動膀胱や前立腺肥大症などに対する薬物治療を行います。

　これで夜間頻尿の症状がなくなってくれたらよいのですが、残念ながら限界があります。というのも、夜間頻尿の患者さんの75％は、膀胱蓄尿障害だけでなく夜間多尿を合併していると言われているからです。薬物治療で膀胱蓄尿障害が改善したとしても、夜間多尿を治療しない限りは夜間頻尿を治療したことにはならないのです。実際のところ、夜間に3〜4回トイレに行っている人に過活動膀胱や前立腺肥大症の薬を出しても、トイレの回数は平均で1回ぐらい減って2〜3回になるだけです。決して0回や1回にはなりません。患者さんにとってはあまり満足感はありません。

夜間多尿が残る場合はデスモプレシンを使う（男性限定だけど…）

　膀胱蓄尿障害と夜間多尿を合併している患者さんに対しては、従来は薬物治療でこれ以上の手を打つことができませんでした。患者さんも私たち医療者も非常につらい状況だったのですが、新しい薬が誕生しました。デスモプレシンです。

　デスモプレシンは、腎臓の集合管に作用する抗利尿ホルモンのバゾプレシンと同じ働きをします。使用することで尿量をぐっと抑えることができます。集合管で水の再吸収を促進して、尿として排出される水分を減らすのです。

　ただ、デスモプレシンは男性にしか使えません。日本では女性には未承認です。これは決して女性には効かないという意味ではなく、むしろ女性のほうがよく効きます。女性によく効くということがそれまでの研究や海外での試験結果からわかっていたので、日本で臨床試験を行うときに、女性に使う薬の量を半分にしたのです。男性には 50 μg、女性には 25 μg で

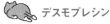
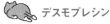デスモプレシン

働く仕組み	腎臓の集合管に作用。水の再吸収を促すことで尿として排出される水分を減らす。
使用する対象	夜間多尿による夜間頻尿の男性
副作用	低ナトリウム血症（嘔吐、意識障害など）
課題	女性への使用は承認されていない

臨床試験をしました。すると、女性にも効いたのですが、統計学的有意差にわずかに足りませんでした。その結果、女性では承認されなかったのです。臨床試験をもし、25 µg ではなく 30 µg でやっていたら承認されたような気がします。残念ですね。

デスモプレシンは低ナトリウム血症に注意。投与には慎重な判断を

　夜間頻尿に対するデスモプレシンは、画期的な薬です。お年寄りで夜に3回も4回もトイレに行っている人は、大抵この薬を使うとよくなります。ただし、1つだけ注意が必要な副作用があります。それは低ナトリウム血症です。体が出したいと思っている水分も出ないように止めてしまうので、夜寝ている間に血液が薄まってしまう可能性があるのです。

　ですから、元からすごく足にむくみがある人などは要注意です。また心不全のある患者には禁忌です。こういう人は、体の中に余分な水がたまっていて、夜間に余分な水を体が一生懸命出そうとします。そこでおしっこが出ないような薬を使われると、血液が薄まってしまうのです。また、寝る前にお水をがぶがぶ飲むことも要注意です。寝る前に水を飲み過ぎた場合、本当はおしっこがドーンと出てくれないといけません。それなのにデスモプレシンを飲んでおしっこが出ないようにしてしまうので、血液が薄まってしまい低ナトリウム血症になります。

　低ナトリウム血症になると、腹圧性尿失禁の手術の項でお話ししたTUR症候群と同じように、気分不快や意識障害が出たりします。135 mEq/L 以下に低ナトリウム血症が進むと、今言ったような症状が出始め

るので要注意です。ですからデスモプレシンを飲むときは、寝る3時間前から水分摂取は控えるようにしっかりと指導しないといけません。あるいは、うっかり水を飲んでしまった、お酒を飲んでしまったというときには、その日は薬を飲まないように指導します。

夜間頻尿の患者さん自身は高齢者が多いので、どうしても心臓や腎臓など、いろいろなところに合併症を持っている方が多いです。そのため、低ナトリウム血症には注意が必要です。デスモプレシンは、慣れないうちは、投与することに慎重になったほうが良い薬だと言えます。あるいは50 μgの半分量、25 μgを使用することをお勧めします。ただ、夜間頻尿は非常によくなります。夜4回トイレに行っていたような人が、この薬を飲むと1回で済むようになったりします。

CPAPと睡眠導入剤、運動で睡眠を促進する

夜間頻尿を引き起こす、睡眠時無呼吸症候群がある人の場合には、CPAP（持続陽圧呼吸療法）が効果的です。この気道に空気を送るマスクをつけて寝ると、睡眠時無呼吸症候群は劇的によくなります。また、睡眠障害が夜間頻尿の原因になっている場合は、軽い睡眠導入剤を飲んでもらいます。これはなるべく作用時間の短い、筋弛緩作用の少ない非ベンゾジアゼピン系の薬がよいと言われています。あとは軽い運動ですね。ほどよい疲れが睡眠を促します。

間質性膀胱炎の治療
～アルコールと水分、香辛料を控える。症状によっては野菜と果物の制限も検討～

　間質性膀胱炎は難病に指定されています。これは、有効な治療薬がないという意味でもあります。難病に指定することで製薬会社に治療薬の開発を促したり、そのために助成を行ったりしているのです。そういう状況なので、いまのところ「決定的にいい薬」というものはまだそれほどありません。そこで、まずは行動療法のお話からしておきましょう。

　行動療法も、明確に効果的なものというのはあまりありません。そのなかでも一般的なものとして、間質性膀胱炎の患者さんは辛いものは避けるべきと言われています。刺激の強い香辛料などを使うと症状が悪くなるとされているのです。あとは、おしっこがたまると膀胱が痛くなるので、過度な水分摂取は控えましょう。アルコールやカフェインも控えたほうがいいでしょう。また、カリウムがたくさん尿に出てくると、しみるような痛みが強くなってくるので、カリウムが入っている食事はあまり取らないほうがよいとされています。具体的には野菜や果物を控えます。

　ここまでお話しすると、「あれは駄目、これは駄目」となって食べる物がなくなってしまう感じがしますよね。そこで僕はまず、「今言ったような食べ物や飲み物が少し症状を強くする可能性があります」と説明します。そのうえで患者さんが、「なるほど。確かにこれを食べたときは具合が悪い気がする」と感じたら、「じゃあ、その食べ物は控えましょう」とお話をします。果物が大好き、野菜が大好きという患者さんで、それらを食べても別に症状に変わりはないと感じるようであれば、制限しなくてよいと伝えます。控えるように意識してもらうのは、アルコールと過度な水分摂取、それから香辛料ぐらいですね。

薬物治療は抗うつ薬、痛み止め、抗アレルギー薬で

　いまのところ間質性膀胱炎に特効薬はありません。ガイドライン上で推奨グレードがBの「効果があるかもしれない」とされているのは抗うつ薬です。三環系、四環系の抗うつ薬を用います。ただ、僕は個人的には抗うつ薬はあまり好きではありません。眠気が出ることがありますし、うつ病の薬を出されることを患者さんも喜ばないからです。

　抗うつ薬を出されるということは、「あなたはうつ病です」と言われたような気分になるかもしれません。実際のところ、間質性膀胱炎の人は憂うつな気分になりがちです。そのせいもあって、泌尿器科のクリニックなどに行くと「あなたは精神科で診てもらいなさい」などと言われている人が結構います。そういうつらい経験をしたうえでうちの病院に来る人もたくさんいます。それなのに抗うつ薬を出されると、「やはり先生もうつ病だと思っているのか」となってしまいます。患者さんのつらい思いに追い打ちをかけるようなものです。だから僕は抗うつ薬はあまり好きではありません。

　抗うつ薬以外には、痛み止めと抗アレルギー薬のアイピーディ®（スプラタストトシル酸塩）という薬が使われます。僕はこの薬は結構好きでよく使います。多くの人が、症状が少しよくなるか、なかには劇的に改善する人もいます。僕のしゃべりのプラセボ効果なのかもしれないですが、「これ、いい薬だから飲んでごらん」と言うと、2週間後には「先生、治りました」と言って随分と改善する人がよくいます。

間質性膀胱炎を適応症に冠した初の薬「ジメチルスルホキシド」が誕生

　2021年に、新しい薬が承認されました。ジメチルスルホキシドという膀胱の中に注入する薬です。いわゆるDMSOで、有機溶媒です。これを膀胱に入れてあげると粘膜が少し落ち着き、痛みが取れるといわれています。2週間隔で計6回、膀胱内に注入します。

　ジメチルスルホキシドは、間質性膀胱炎に対する初めての治療薬です。

初めてではあるのですが、物は DMSO なので、そんなに特殊な薬ではありません。薬価もそれほど高くありません。

難民化する間質性膀胱炎患者。「疑うことが診断の第一歩。診断が治療の第一歩」

　間質性膀胱炎の患者さんは、いろいろな治療をしても効果が上がらず、どこの病院で診てもらっても原因がわからず、難民化しています。そのせいで憂うつな気分になることも少なからずあり、泌尿器科で診てもらった際に、精神科の受診を勧められてしまうこともあります。患者さんとしては非常につらい状況ですよね。

　このような状況を回避するためには、難民化しつつある患者さんと出会ったら、まずは僕たち医者が間質性膀胱炎を疑ってみるのです。そうすると、これまでは見えていなかった間質性膀胱炎に気づくことができます。間質性膀胱炎の見落としって、結構あるんですよ。だから疑うことが診断の第一歩なのです。

　難民化し、気分がふさぎ込んでいた患者さんは、「あなたは間質性膀胱炎ですよ。あなたがおかしいわけじゃありません。これは確かにつらい病気ですよね。特効薬はないのだけれども、時間をかけてゆっくり少しずつ治していきましょう。必ず症状は改善できます」と言うだけで本当に改善してしまうことがあります。だいたい、6割ぐらいの人がこれだけで随分とよくなってしまいます。これが「診断することが治療の一歩」の意味です。

　間質性膀胱炎の患者さんたちは、診断がつかないために効果的な治療が行われず、つらい思いをしてきた方たちですから、「これは間質性膀胱炎ですよ」という話をしてあげると、それだけで顔がパーッと明るく晴れやかになっていきます。そして次の診察のときには半分ぐらいの症状が治っているのです。これは本当です。痛み止めの量もグッと減ります。「よくわからないけれども、飲んでおけ」と言われて痛み止めをもらっていた人が、間質性膀胱炎だと言われると、「痛み止めがいらなくなりました」と

言うのです。「多少痛いけれども、我慢できます」と言う人もいます。

　病気に限らず、何事も原因がわかったり、自分の現在地がわかるだけで人は不安が軽減しますよね。例えば、山で道に迷うとすごく不安になります。だけど道しるべを見ると、パッと不安が消えて安心できます。それと同じで、「大変だったね」と言ってこの病気特有の不安感や辛さに共感して診断してあげると、それだけで治ってしまうのです。

膀胱水圧拡張術は推奨グレードA。効果は期間限定だが、手術はリピートOK！

　先ほど少しお話ししたように、間質性膀胱炎に対する治療として唯一、ガイドラインで推奨グレードAとされているのが膀胱水圧拡張術です。膀胱水圧拡張術では、痛みがないようにしっかり麻酔をかけた状態で膀胱に水を入れて拡張させます。すると膀胱が伸びて膀胱容量が増えます。ぎょっとするぐらい膀胱を引き伸ばすのですが、これを行った後は、不思議と痛みが取れるのです。翌日〜数日の間にぐっと痛みが取れて、1回の排尿量が増えて尿がたまっても痛くないという状態になります。

　ハンナ病変がある重症型の間質性膀胱炎だと、潰瘍状の病変ができます。この場合には、水圧拡張すると同時に、TURPに使うような電気メスでハンナ病変をジジジッと電気焼灼すると、より痛みを取る効果が高くなります。

　膀胱水圧拡張は非常に効果があるのですが、問題は効果が半年から1年しか持続しないことです。ボトックスと同じように、期間限定です。そこで、時期が来たら再び膀胱水圧拡張を行います。この手術は、何回繰り返してもきちんと効果を得ることができます。僕の患者さんで、多い人は10回も膀胱水圧拡張術をしている人がいます。

　このように間質性膀胱炎は、残念ながら完治できるような画期的な治療法はまだないのですけれども、行動療法や薬物療法、そして手術療法を状況に応じて使い分けながら対処することで、症状を改善させることができます。

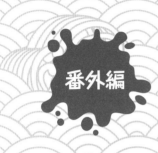

ドクター髙橋 悟の72時間

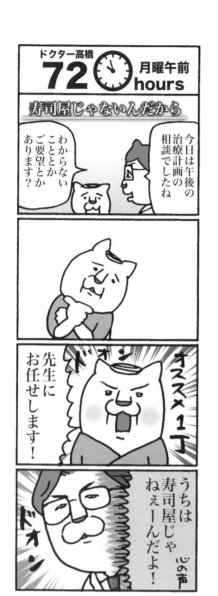

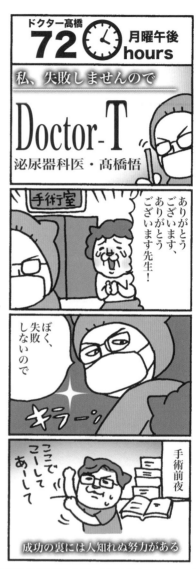

寿司屋の「お任せ」は何が出てくるかワクワクして楽しいですが、治療の「お任せ」はよろしくありません。手術をはじめ、治療は「一生もの」です。自分でしっかりと考え、自分で判断することが大切です。そのために僕は、丁寧な説明や十分な話し合いを心がけています。

手術を行う際には、事前に資料を見直します。主に利用するのは、若い頃に書いた手術記録や『アトラス』など。これらの資料を見ながら、体位や手術戦略を頭の中で描くイメージトレーニングをしています。これまでに数え切れないほどの手術を行ってきましたが、やはり、事前の準備は欠かせません。

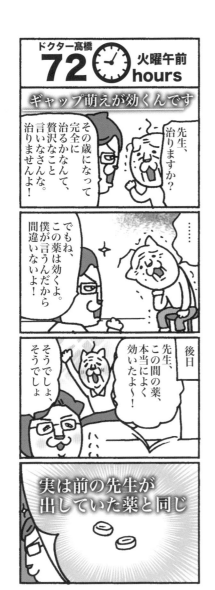

ドクター高橋
72 hours 火曜午前

ギャップ萌えが効くんです

先生、治りますか?

その歳になって完全に治るかなんて、贅沢なこと言いなさんな。治りませんよ!

…‥

でもね、この薬は効くよ。僕が言うんだから間違いないよ!

後日

先生、この間の薬、本当によく効いたよ〜!

そうでしょ、そうでしょ

実は前の先生が
出していた薬と同じ

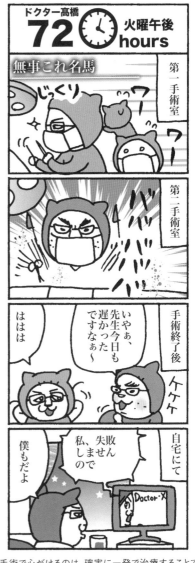

ドクター高橋
72 hours 火曜午後

無事これ名馬

第一手術室

じっくり

第二手術室

手術終了後

いやぁ、先生今日も遅かったですなぁ〜

ははは

ケケケ

自宅にて

私、失敗しませんので

僕もだよ

Doctor-X

「外来はエンターテインメントだ」が僕のモットー。病院に来てもらった限りは、必ず一度は笑ってから帰ってもらいます。そうやって患者さんとの関係を構築することはスムーズな治療にもつながり、ときには「プラセボ効果」を生み出すことも。手術のスキルや診断のための知識はもちろん重要ですが、話し上手であることも医師には大切な力であると考えています。

手術で心がけるのは、確実に一発で治療することです。多少時間はかかっても丁寧な手術を行うことで、再手術や合併症のリスクを抑えるのです。手術に至るまでの間に、患者さんはたくさんの不安や悩みを経験してきました。手術によってそれらから開放されるという期待があります。その思いに応えるために、「何事も起こらない手術」を心がけています。

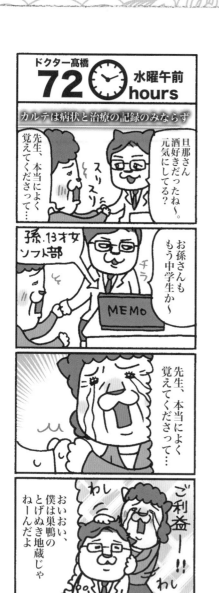

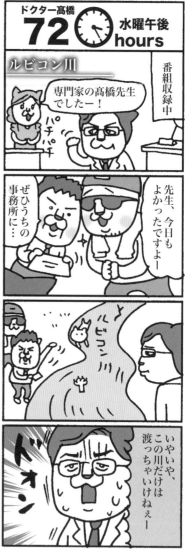

患者さんが話されたご家族のことや趣味のこと、ちょっとした悩みや目標などは、カルテにメモしておくようにします。そして、次に来られる際はカルテで"予習"をしておき、診察時の会話の糸口にします。僕もそうですが、「覚えていてくれた」「気にかけてくれている」というのは、誰にとってもうれしいものですよね。これも、患者さんと信頼関係を作るための工夫のひとつです。

羞恥心などから泌尿器科での診察をためらう方もいらっしゃいます。何気ない生活習慣が排尿トラブルの原因になっていることもあります。そういった方の役に立ちたいという思いから、依頼があればマスコミでの情報発信も行っています。おかげ様で好評で、実は芸能事務所からスカウトされたこともあります。でも、僕はあくまでも医者です。本業である病院での仕事に、これからも全力で取り組みます。

ねころんで読める排尿障害
ー下部尿路機能障害のやさしい入門書

2021年9月1日発行 第1版第1刷

著　者	髙橋　悟
発行者	長谷川　翔
発行所	株式会社メディカ出版 〒532-8588 大阪市淀川区宮原3-4-30 ニッセイ新大阪ビル16F https://www.medica.co.jp/
編集担当	渡邊亜希子
編集協力	creative studio ウィルベリーズ
装　幀	市川　竜
イラスト	藤井昌子
組　版	株式会社明昌堂
印刷・製本	株式会社シナノ パブリッシング プレス

© Satoru TAKAHASHI, 2021

ISBN978-4-8404-7582-2　　Printed and bound in Japan

当社出版物に関する各種お問い合わせ先（受付時間：平日9：00〜17：00）
●編集内容については、編集局 06-6398-5048
●ご注文・不良品（乱丁・落丁）については、お客様センター 0120-276-591